JN197472

新版

五感で学ぶ食育ガイド

キッズキッチン

坂本廣子 著

キッズキッチン協会 企画

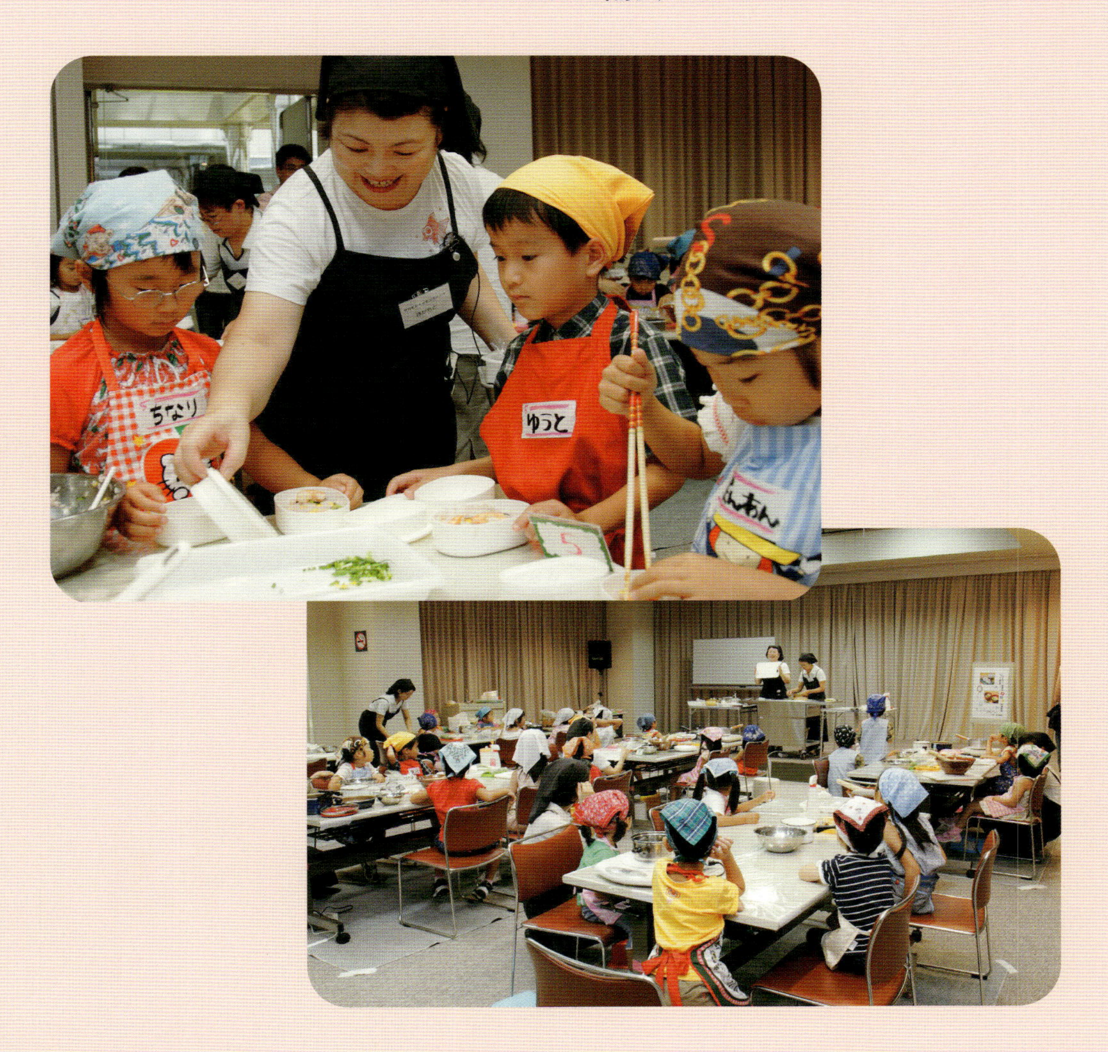

かもがわ出版

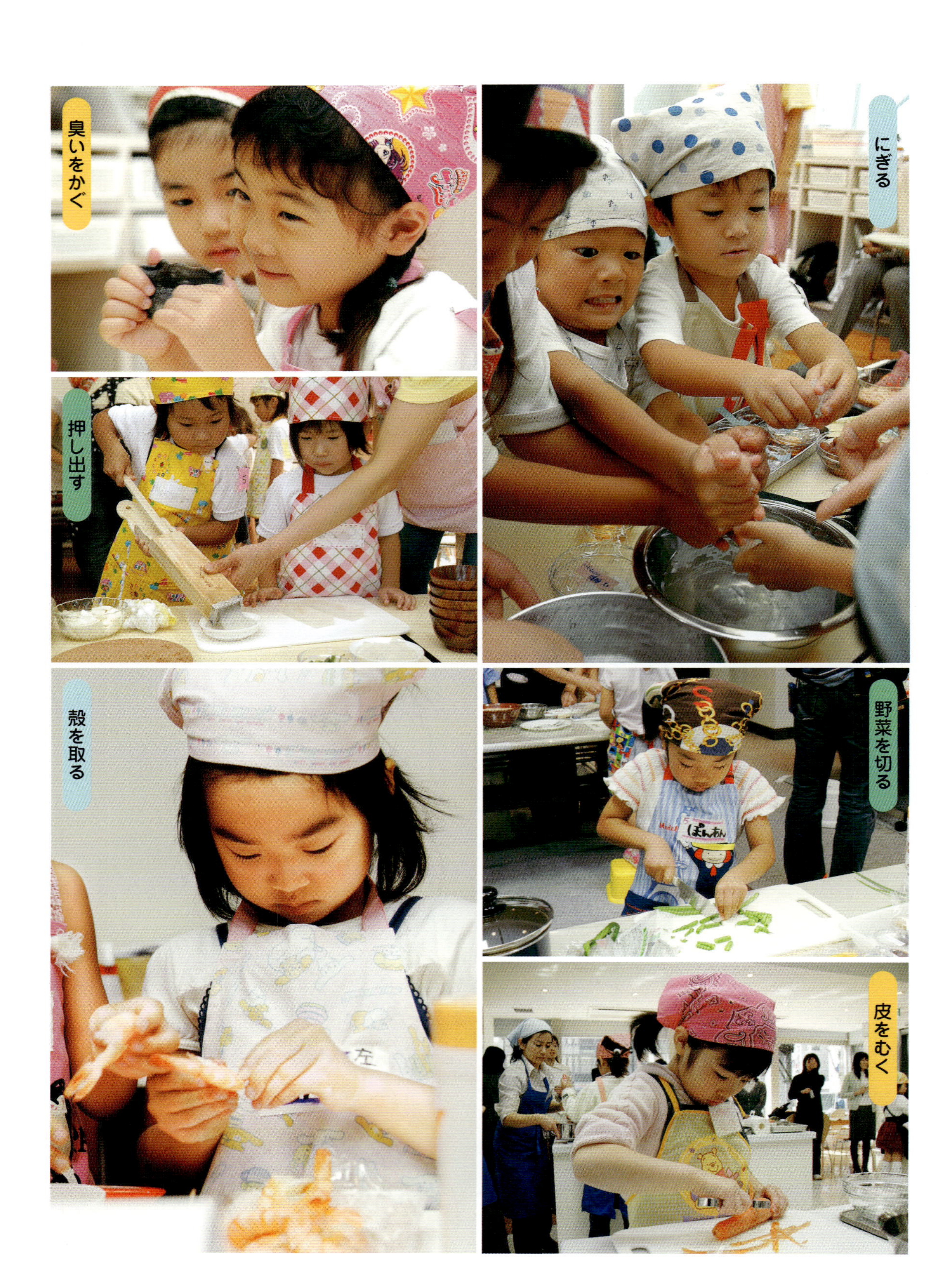
臭いをかぐ
にぎる
押し出す
殻を取る
野菜を切る
皮をむく

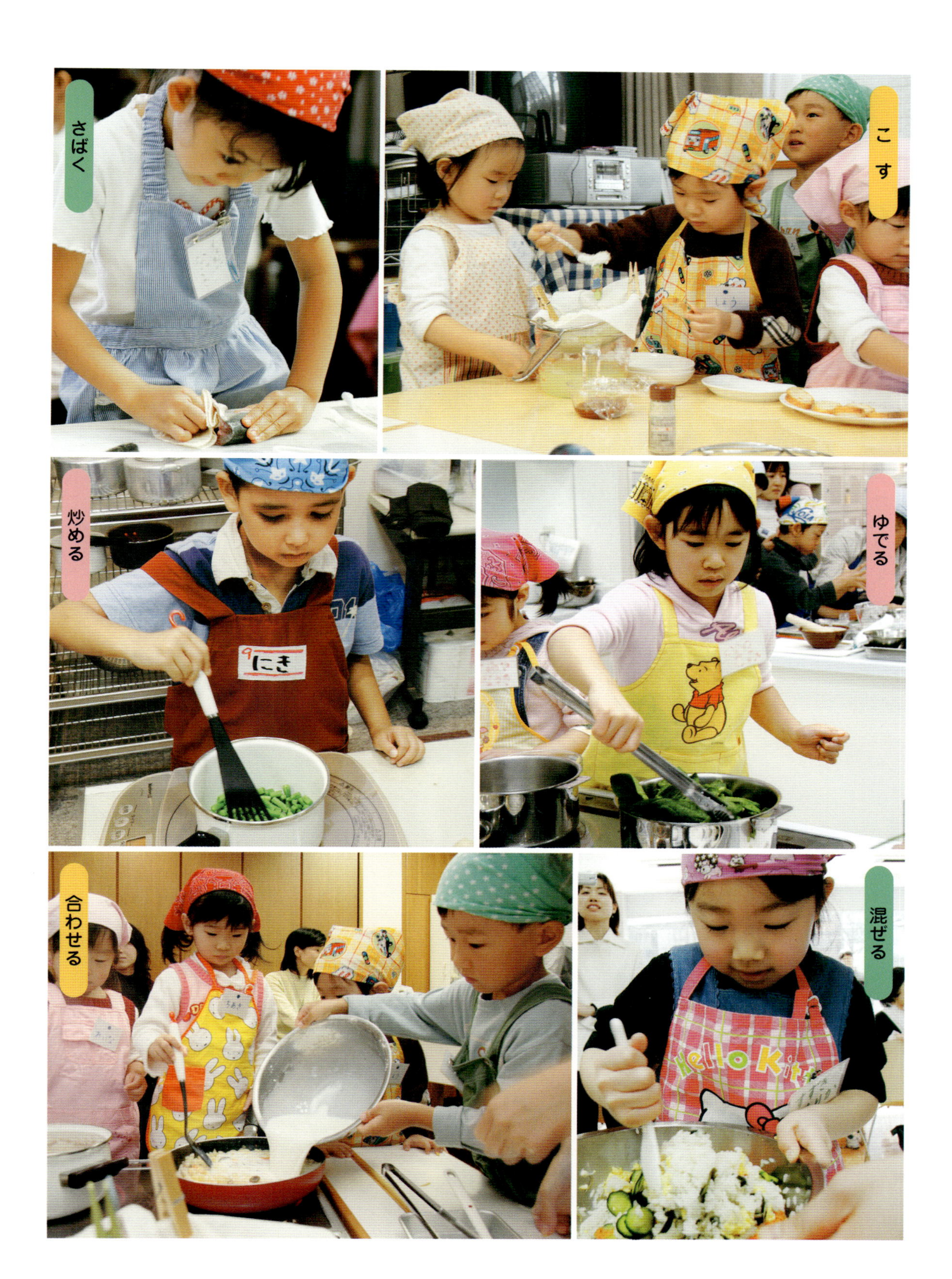
さばく
こす
炒める
にき
ゆでる
合わせる
混ぜる

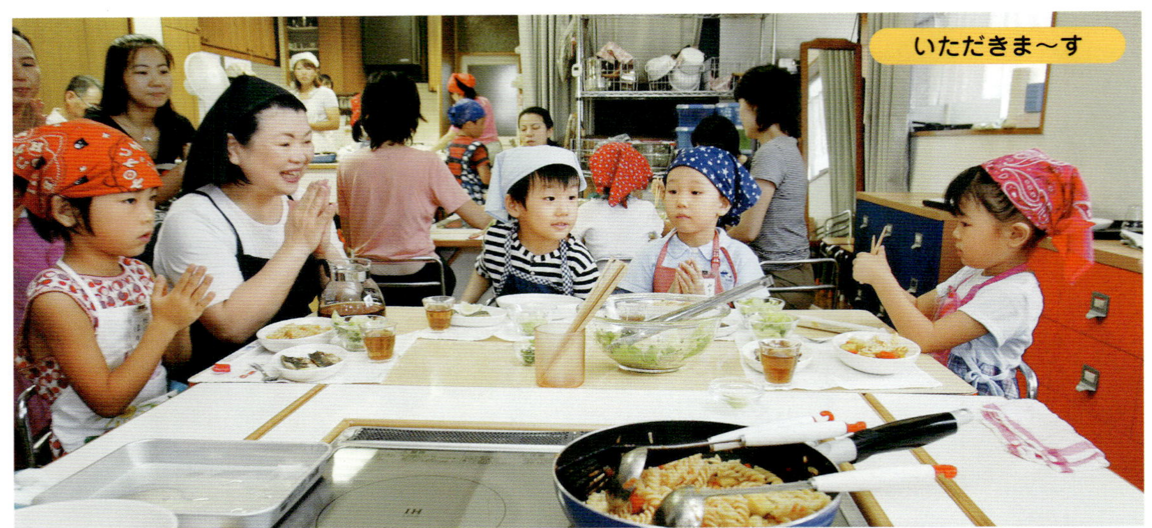
いただきま～す

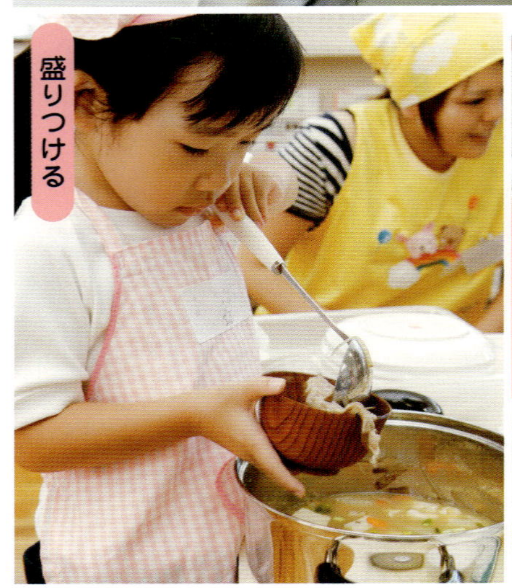
盛りつける

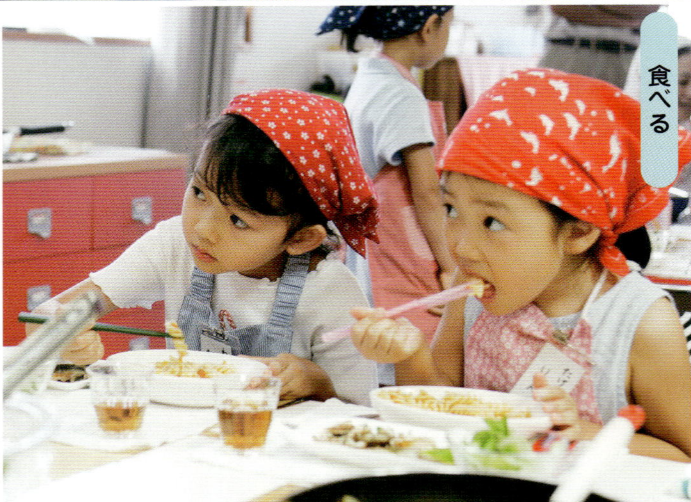
食べる

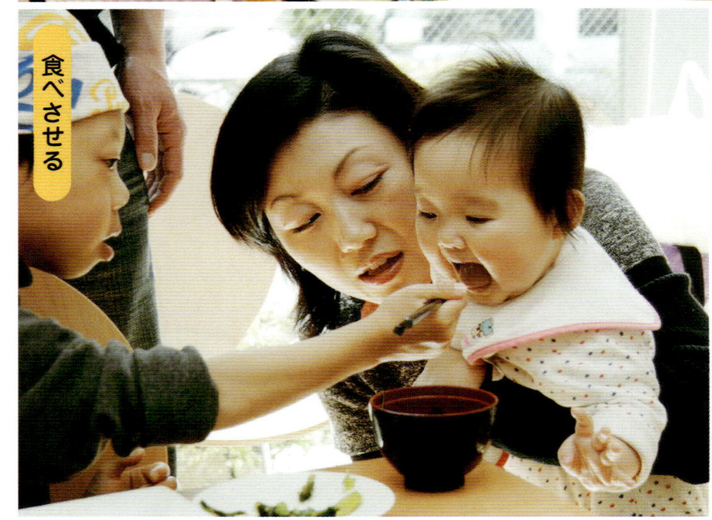
食べさせる

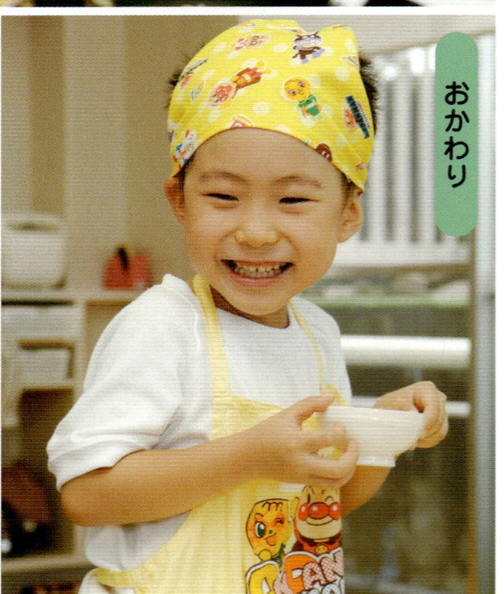
おかわり

はじめに

キッズキッチンは、子どもたちがキッチンでの体験から様々な発見をしていく学びの原型ともいえるものです。

食育に関して、「知育、徳育、体育よりも食育が先」と指摘したのは、今から100年以上前の石塚左玄という人です。「知育」とは栄養素など頭で覚える知識の部分であり、「徳育」はありがとう、いただきますなどの道徳的な規範です。また「体育」は、自分の身体を自分で思い通りに動かすことができるという身体能力といえます。「食育」は、この知育、徳育、体育の横並びにあるのではなく、それらを統合して、生きる力の大本として提唱されたのです。

昨今、「食育」という言葉が流行語のようになってきました。そのこと自体は歓迎すべきことなのですが、実態はまだまだその原点からはほど遠く、部分のみの食育になっているように思われます。単に言葉だけが飛び交い、実際にはなにも変わらなくても、言葉にして言えば十分に理解されたと思われることも多いのが現状です。

「甘いものは悪い食べ物」といったあるはずのない善悪を食べ物に持ち込んだり、「食べる子は良い子、食べない子は悪い子」などと一律に評価したりして、現実に子どもたちがその圧迫に苦しむという食育も現れてきました。食を正しく認識し、かつ、その体験で本当の生きる力を身につけることができるのが食育の原点だと思います。また、食そのものはその国の気候風土や食文化と密接な関係があり、海外で行われている食育をそのまま日本に持ち込んだとしても、それは日本の食育にはなりえないでしょう。だからこそ今、子どもたちの心と身体を守り育てる日本の食育の構築が急務になっているのです。

その一つの提案として、私は30年にわたって幼児期からの食育実践を「台所育児」として進めてきたのですが、NHKで「ひとりでできるもん」という番組を制作するまでは、子どもたち自身がキッチンに入って食体験をすることが当たり前だとは思ってもらえませんでした。それがようやく、この番組によって、子どもたちが実際に調理することが広く一般的に認められるようになりました。

またO-157事件以降、特に集団での食育体験は極度に減り、まだまだ以前の状態には戻っていません。子どもの育ちの中で大切なのは、子ども自身が主人公となってできる喜び、わかる楽しさを体験することです。それが本当の学びの動機付けとなり、さらには生きていく上で大切な自己尊厳感が育ちます。それは、子どもたちが五指・五感を使うキッズキッチンで実際の食育調理を体験をすることで、自然に身につけてゆくものです。　（坂本廣子）

【増補・改訂にあたって】

初版出版から12年が経ち、食育を取り巻く状況も少しずつ変化が見られます。「体験を通して自ら学ぶ」ことがキッズキッチンの特徴です。たくさんの子どもたちがキッズキッチンを体験する中で、課題として浮かび上がってきたのが食物アレルギーなどへの対応です。みんな同じ場で、同じ体験が出来るようにするヒントを入れて欲しいとの原著者の遺志により改訂を行いました。食育こそ子どもたちにとって自分の人生を切り開いていく力であることを信じています。

（坂本佳奈）

目　次

KidsKitchen

Ⅰ 基本編　キッズキッチンの基本マニュアル

「食育は楽しくしましょう」と言われますが、実際にはそう簡単ではありません。楽しい食育のポイントは、子どもがほんとうに主人公になるように心がけることです。そのためにはどんな準備が必要か、子どもたちに伝える時にどこに気を付けたらいいのか、実物をどのように切ったり調理したりしたらいいのかなどを具体的に述べますので、実践のためのガイドとしてお読みください。

1. どんな準備が必要か

＜受け入れの準備＞

◆会場

机は、受付用が一個、説明しながら実際にやってみせるデモンストレーション用が二個くらい、子どもの作業用テーブルを必要数そろえましょう。机を組み合わせて一つの作業台にする場合は、机の足をひもなどでしっかりと結び、固定させます（図１）。作業台が高い場合は、ちょうどよい高さになるように、ぐらぐらしない踏み台を準備します。

料理室があればこれを使いますが、調理台がない場所でも十分に実行は可能です（図２）。テーブルについても、ちゃんとしたものがない場合は、事務用の机を組み合わせ、しっかり固定して、一つの作業台にしてもかまいません。

図1　机の固定

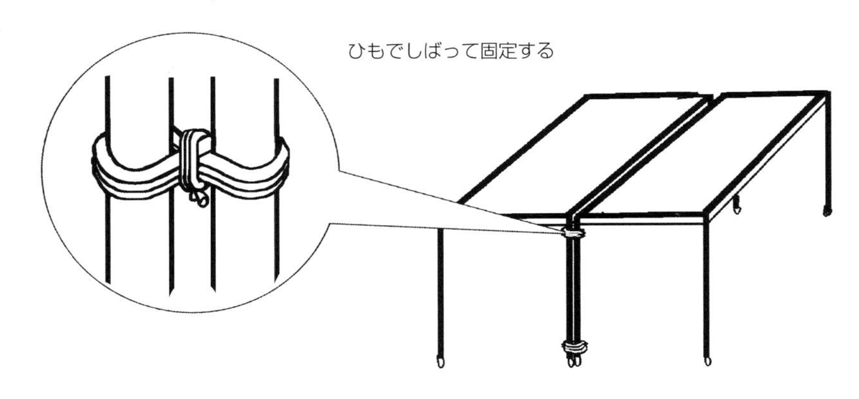

椅子は、子どもの人数分をテーブルの周りに置きます。保護者などがいる場合は、その椅子は子どもの邪魔にならないように配置します。

床がじゅうたんなどの場合は、衛生的な問題もありますので、シートが必要です。できるだけ大きなブルーシートを作業台の下に敷き、ガムテープでしわがよらないようにしっかり止めます。何枚か組み合わせる場合は、子どもがつまずかないように、シートの継ぎ目に段差ができないようにします。フロアがフローリングの場合は、滑らないように気をつけるとともに、熱い物がこぼれたりした時に染みがついたりしないような素材かどうか確認し、その心配がある場合はブルーシートやカーペットを段差のないように敷いたほうがよいでしょう。

会場は、子どもが入る人数分だけではなく、見学の人も入れるようなスペースが必要です。どこかの会場を借りる時には、子どもと大人を合わせてどれだけの人数が入るかを考えて設定します。子どもとその親だけの場合は小さな調理室でも可能ですが、たくさんの人に見ていただく場合は、公民館のホールな

図2-1　教室の配置例

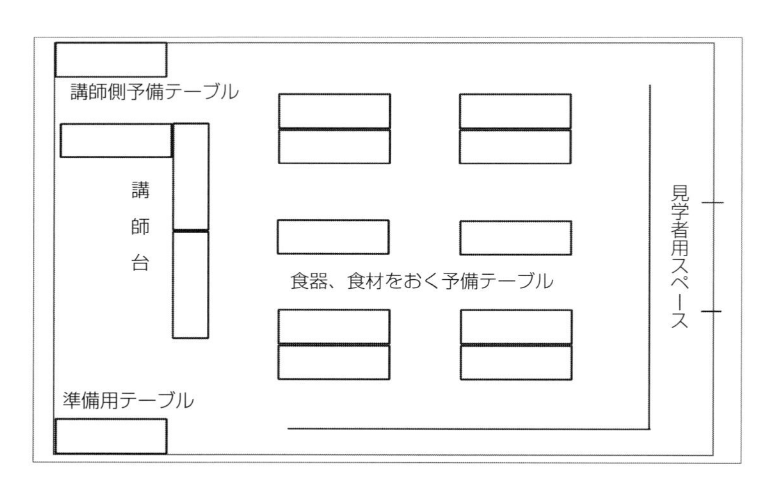

図2-2　テーブルの配置例

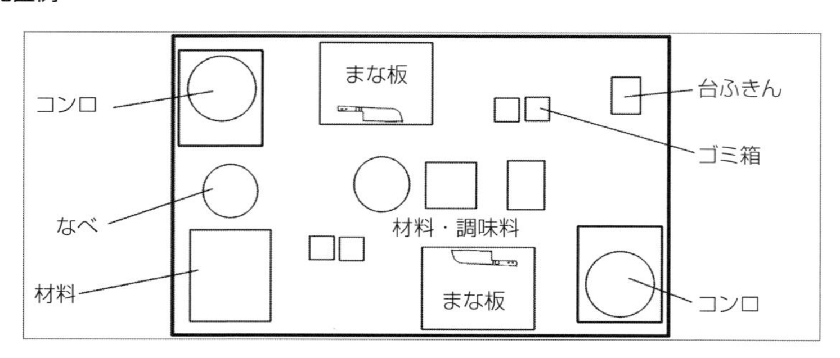

ど、かなり広めの場所が必要です。中央に子どもたちの調理の場を設け、その周りを見学者が取り囲んで子どもたちの動きが見えるように設定します。

◆事務

参加する子どもの受け付け事務については、受け付け手順、受け付け内容の留意点、荷物の発送と送り出し一覧表、呼びかけ文、通知文書、参加者の記入用紙、参加者名簿、参加者データ表、食育カルテとそのアンケート用紙、などのサンプルをⅤ資料編につけておきましたので、これらを参考に事前に準備しておきます。

参加者（子どものみ）の名札を用意し、ひらがな、フルネームで書き込んでもらいます。講師用のマイク（ワイヤレスでピンまたはヘッドマイクのほうが手があくので説明しやすい）、救急用品も準備しましょう。

◆調理器具

コンロ、鍋、包丁、ふきんなど、料理に必要なものを揃えます。子どもの手に合う大きさのものが安全です。ＩＨ調理器具がある場合は、安全なのでそれを使います。その他に、ラップ、ゴミ入れ、ビニール袋、洗剤、スポンジなども必要です。

◆食材

魚などは、できれば当日、無理なら前日に買い物をし、できるだけ新鮮な食材を用意します。調味料は、できれば添加物が少ない質のよいもの（例えば、みりん風ではなく本みりん）を用意しましょう。

◆食器

子どもの食器は、子どもの手のサイズに合ったものを、献立ごとに用意します。できるだけ陶器の食器がいいでしょう。ない場合は、かっちりとした固めの使い捨ての食器にします。使い捨ての紙の食器は、曲がったりして持ちにくく、持ったときに熱い場合がありますので、安全面からも適切ではありません。

◆身じたく

動きやすい服装と靴、エプロン、三角巾、清潔な手ぬぐいタオルを用意してもらいましょう。手ぬぐいやタオルは共用でないほうが安全です。（図3）

図3　みじたく

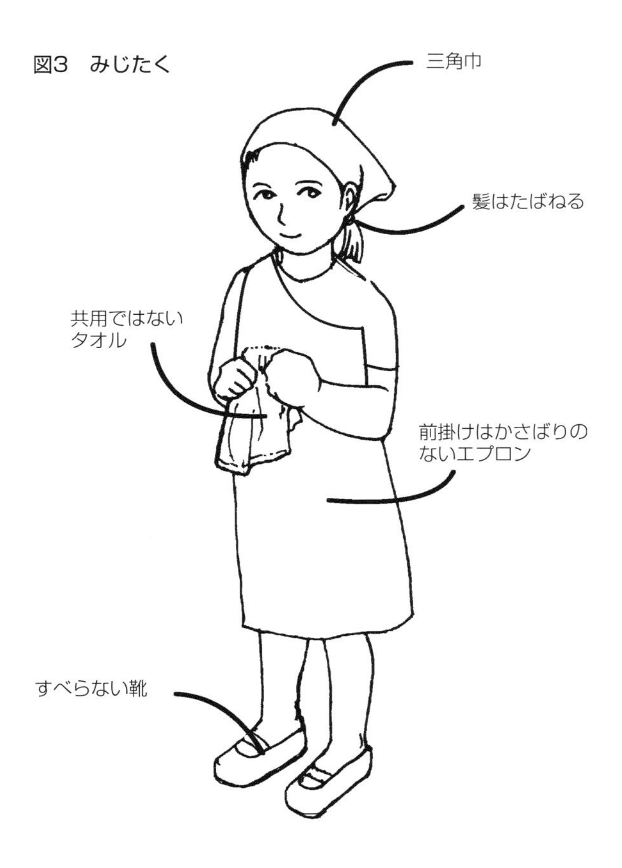

<前日の準備の手順は>

◆鍋

各料理の分量（水分、固形分）が余裕を持って入る大きさのものを用意します。水は分量を計り、鍋に入れて各テーブルに配ります。「油を炒めた後に水を加える」など、後で加える場合は別の容器を準備します。

◆調理器具

使用器具は、バットなどにひとまとめにして用意し、各テーブルに配ります。必要がある場合は、熱湯などで消毒します。包丁は、先に配るとついさわったりするので、バットなどに用意しておき、調理実習が始まると同時に配ります。ボウル、鍋など大きい器具は各テーブルに置きます。

調理台の上が常に乱雑にならないように、かたわらに一時仮置きの棚とか台を用意します。それがない場合は、ワゴンや長机を使ってもよいでしょう。

◆当日の食材

ナマモノ以外の食材は人数分をバットに入れ、各テーブルに配ります。食材はきれいに洗い、使用する量のみ切り分けるか数量をそろえ、ラップ・ポリ袋などで包みます。大根、人参などの長い野菜は、輪切りにするのではなく、皮がむきやすいように長く切り分けます。そうすると、持ちやすく、皮をむくときに危なくありません。野菜も魚も下処理（皮むき、魚をさばく）などをせず、そのままの形を残して切り分けます。どうしても下処理が必要な場合（こんにゃくの下ゆで、魚のウロコ取りなど）は、子どもに原形を見せるか、デモンストレーションで説明するかして、子どもに処理の前後を伝えます。お茶は、ティーサーバーに分けて、各テーブルに配ります。ごはんに関しては、お米を人数分洗って、まとめて炊くこともあります。炊きあがったものは、炊飯器に入れたままではなく、おひつまたはボウルに入れて各テーブルに配ります。ナマモノは分けてから冷蔵庫に保管しておき、実習が始まってから配ります。

◆調味料

調味料は人数分を計量し、カップ・ポリ袋に入れてラップをし、献立ごとに色を変えた付箋紙に「献立名、調味料の名称、分量」を書き、カップにはって配ります。袋の場合は、直接見やすいところに書き込みます。これらをバットに入れ、各テーブルにまとめて配ります。各テーブルの責任者が、きちんと全部揃っているかを必ず確認してください。テーブル数が多くても、一つひとつのテーブルがちゃんとできていれば大丈夫です。

◆食器

食器はきれいに洗い直し、人数を確認して、各テーブルごとににまとめて置きます。熱湯などで消毒したほうがよりいいでしょう。

<当日の全体の流れは>

◆受け付け

子どもが来る前に、前日できなかった食材やお茶などの準備をします。子どもが来たら、受け付けをします。受け付けが終わった子には、トイレで排泄を済ませ、エプロンや三角巾などで身支度をしてもらいます。そして、調理台の高さを調節します。

この時スタッフは、手にけがをしていないか、爪が延びていないか、マニキュアをしていないかなど、子どもを観察します。

◆子どもの準備

手を洗う場所を決めておき、踏み台をおくなどして洗いやすくします。泡ポンプの石鹸をおいて、手をよく洗ったかどうか見ます。手ふきは共用せず、タオルペーパーを使い、それを捨てるゴミ箱を用意しておきます。

手洗いや調理の途中で服が濡れてしまった時は、着たままの濡れた衣類の下に乾いたタオルをおき、ドライヤーで熱風を送って乾かしましょう。

三角巾をつけても髪がばさっと出ているような場合は、ピンで留めたりゴムで束ねたりします。そのために可愛いピンや束ねゴムを用意しておき、「どの色が好きかな」と聞いて自分でピンやゴムを選んでもらい、気持ちよく留めてもらいます。

手にばんそうこうをはっている子、傷のある子には、防水ばんそうこうにはりかえて、菌が移らないようにします。手全体が荒れている時は、薄いゴム手袋を裏返しにして爪の部分に向かって折り、短く留めて元に戻したものをはめてもらうこともあります。

衛生面でこうした対応がとれるよう、石鹸とタオルペーパー、ドライヤーと乾タオル、使い捨ての櫛、髪用のピンやゴム、防水ばんそうこう、Ｓサイズのゴム手袋などを準備しておきましょう。

◆体調

スタッフ及び子どもの体調を確認します。下痢をしていたり、かぜをひいて鼻水が出ていたりしたときは、様子を見て対応しなければなりません。夏場は、やって来るだけでぐったりしたり喉が乾いたりする子もいますので、必ず水を補給してあげます。手に傷があってばんそうこうをはってくる子の場合は、ゴム手袋をしてテープでとめるか、水ばんそうこうに張り替えて、黄色ブドウ球菌など細菌の汚染を防ぎます。一人の子どもの体調不良が、食中毒の原因になる場合もありますから、きちんと観察をして対応してください。

＜実習の進め方＞

◆デモンストレーション

テーマがあればその学習をし、料理の説明、作り方のデモンストレーションをします。

◆スタッフの心構え

お仕事分担表、スタッフの心構えをⅤ資料編に添付してありますので、参考にしてください。作業に追われることなく、ゆっくり進める心の余裕を持つことが大切です。料理がどのような行程でできあがっていくのかが一人ひとりに分かるようにし、子どもたちができるだけ多く気づき、発見していくよう心がけましょう。

複数の子どもが作りますから、小分けにする、「順番でやろうね」と声かけするなど、すべての子どもができるだけ全過程に関れるよう工夫します。他の子が作業している場合でも、いま何をしているのかを伝え、見学させます。

調理台は常に清潔を心がけ、不要なものやゴミはどんどん片付け、必要があればアルコール消毒なども使ってきれいにします。特に魚肉類の取り扱いには注意が必要です。台ふきなどもこまめに洗い、清潔に保ちます。

◆配膳、食事

料理ができあがったら、人数分を均等に分けるのではなく、子どもが自分で盛り付けます。自分が食べられる量だけつぐように声かけをします。手があいたスタッフは洗い物をします。

配膳は、なかなかできないことが多いものです。きちんとできているかどうかは、スタッフがチェックをしてください（V資料編参照）。またスタッフは、お茶やお代りなど、様子を見て声かけをします。

親御さんは、それまでは周りで見学していただきますが、子どもたちの配膳が終わり、落着いたところで、子どものかたわらに座っていただきます。親御さんの座る椅子が準備できない時は、子どもたちの踏み台にしておいた少し高めの台に座ってもらいます。子どもと目線が合いますので、コミュニケーションにもよいようです。

親子で一緒に食事をしますが、子どもが親の分までつくるわけではありませんので、親御さんにはお皿とおはしだけ渡し、「子どもさんに分けてもらってください」と声かけをしています。

◆検食

検食として、できあがった料理を30グラム以上、日時、献立名を記入した容器（シールポリ袋でもよい）にとり、冷凍して２週間保存しておきます。

本格的には食材も残すのですが、少なくとも１品ずつできあがったものからとっておきます。あってはならないのですが、万が一のことが起きた時も原因を探る助けになります。

◆片付け

食事が終わったら食器を洗います。設備がある場合や小学生以上は子どもにもさせますが、ない場合や幼児の場合はスタッフが洗います。子どもたちが食器を洗う場合は、大人用のスポンジでは大きすぎるので、半分に切ったスポンジを用意します。洗い方のモデルも示しながら、「ちゃんと泡を立てて、食器の裏まで洗うのよ」と声をかけて洗わせ、洗ったら伏せて置くようにさせます。

それでも洗い残しが出た場合は、後からスタッフが洗い直します。子どもたちの目の前で洗い直すのは避けましょう。手順を覚えるために、ふくところまでは子どもがやってもよいですが、食器はスタッフが点検して、元の場所に戻しましょう。

◆後片づけ

食器や使用器具の片付け場所が間違っていないか確認します。洗い物がすべて終わったら、流しの排水口のゴミ受けをきれいにし、スポンジもきれいにします。ステンレスの鍋などで焦げ付いた時は、ラップに洗剤をつけてこすると、力を入れなくてもきれいに磨き上がります。流しのステンレスの部分は、最後に乾いたペーパーでふくと、くもらずきれいに処理できます。コンロなどは火口周辺を掃除し、受け皿もきれいにふきます。床をきれいに掃除します。生ゴミなどもきちんと処理しましょう。

◆切る作業

食中毒を防ぐために、しっかり手を洗ってから作業に入ります（図4）。サラダなどナマで食べる食材は先に切るか、包丁もまな板も別にします。特に魚肉類は菌を持っていることが多いので、小さくてもまな板を分け、ナマモノは魚肉類を切ったまな板では絶対に切らないようにします。また、魚肉類を切った後は調理台も清潔にします。しかし、短時間できちんと洗えるかどうか心配なので、手順の中で、魚や肉は最後に切るようにしたほうがよいでしょう。包丁は初めからテーブルにおかず、使う時になってから配ります。切る作業が終わったらすぐに回収し、洗って片付けます。

図4　手の洗い方

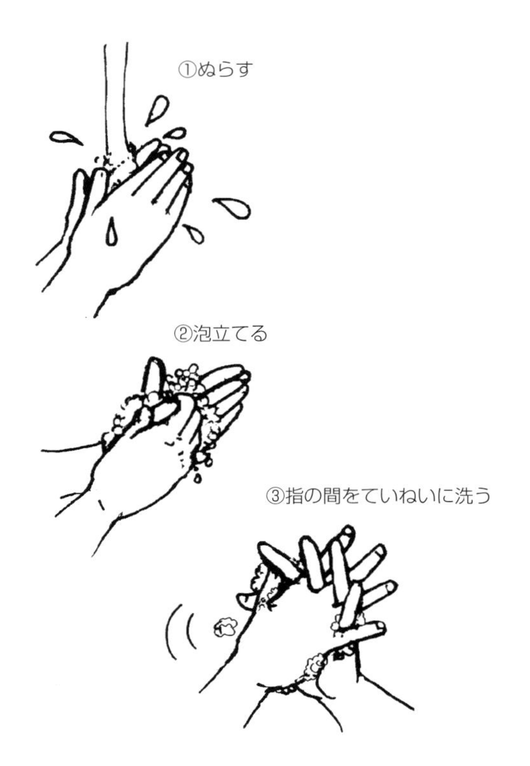

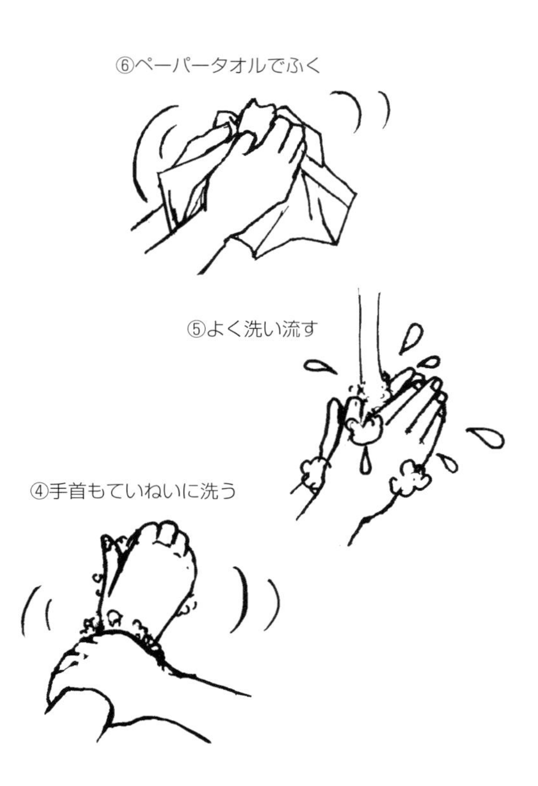

◆下処理が終わったら

コンロを使うときは、切るときのように一人ひとりの作業ではありません。フライパンの柄の取り合いをするなどして、熱いふちに触ってしまい、けがをすることがありますので注意が必要です。煮物など、かたわらにずっとついている必要がない場合は、火の具合を忘れないように注意します。また、いろいろな作業を同時に行うことがあります。その時も、一人の子どもが一つの処理を全部するのではなく、全員が必ず体験するように心がけます。

できるだけ声かけをし、順番にやらせたり見学させて、どのような行程でできあがっていくのかを一人ひとりが分かるよう心がけます。小さい子どもは仕事がなくなると、遊び始めることがあって危険です。調理台の片付けや配膳の準備を手伝わせるなど（それを「失業対策」などと呼んでいますが)、調理に集中するように促すことが大切です。

図5

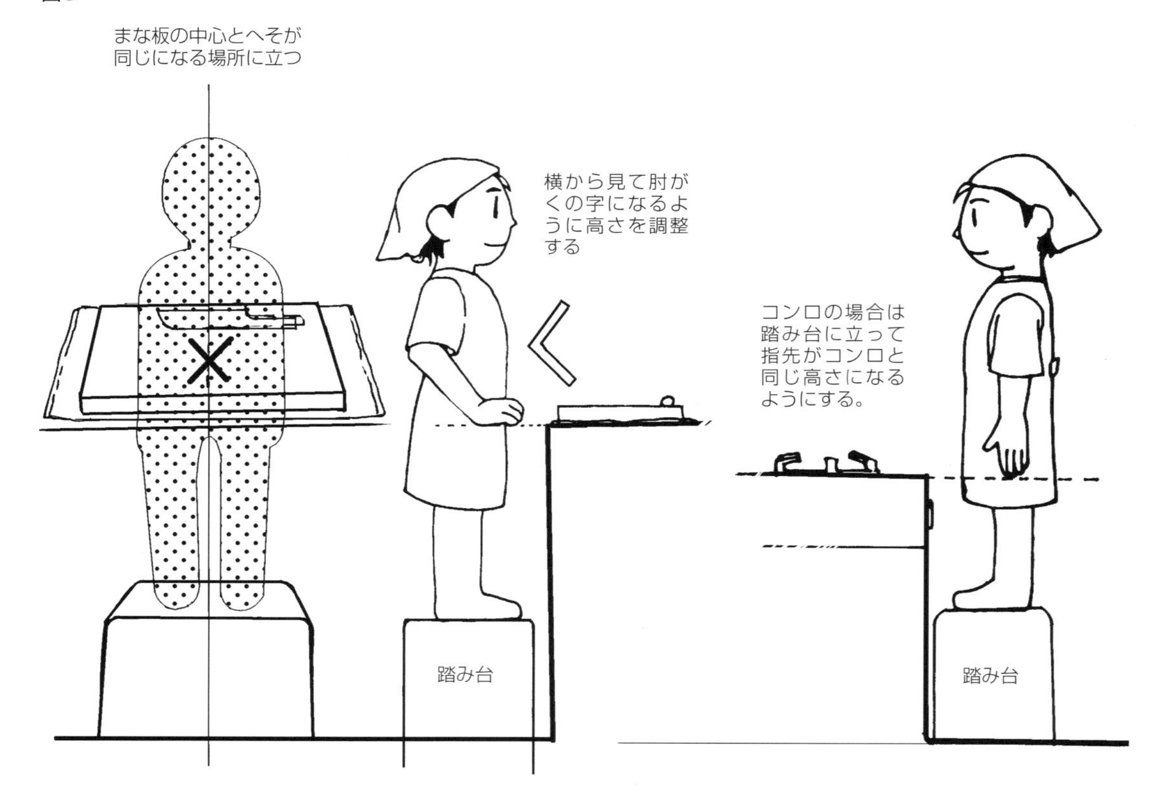

2. 特に注意したいこと

＜受け入れ準備にあたって＞

◆受け入れ一覧表の作成

私たちが使っている受け入れ一覧表（V資料編）は、子どもたちの受け入れをする時にとても大事な表です。

身長は、作業台の高さを一人ひとりの子どもの身長に合わせるために必要です。料理する場合、脇が逆の「く」字のかたちになることが大事で、90度を超えると動きがとれません。理想的には、45〜30度ぐらいが力が入りやすい角度です。そこで、5センチ刻みの高さの違う踏み台を用意しておいて、受け付けした時に立ってもらって、一人ひとりの身長に合ったテーブルに行ってもらいます。（図5）

利き手というのは、左利きの子どもには切りやすい左利き用の包丁を用意するために必要です。この子は左利きだという場合、名札のところに印を付けておいて、左利き用を渡し、「僕はやっぱりできない」と自信を失わせないように注意してあげることです。

アレルギーに関しては、できるだけ細かく聞きます。卵にしても、ゆで卵だったら食べられるけど、生はだめとか、いろいろなケースがあります。仮性アレルギーなども聞いておいてください。

年齢と性別は、各テーブルに、同じような年齢の子が集まってしまったり、男の子ばかり集まってしまわないようにするために必要です。

保護者の名前と当日の保護者は、急なキャンセルがある場合に、連絡が付けられないということがないようにするために必要です。緊急連絡電話番号はそのために書いてもらっています。

◆教室の準備

子どもが来たら、名札を付けるようにします。名札には、必ず名前と作業テーブルが分かるようにしておきましょう。なにか注意をするときに、「だめよ」と言うのはタブーです。「○○ちゃん、こっち向いて」と、名前を言ってから注意すれば、確実に聞いてくれます。（図6）

図6　名札例

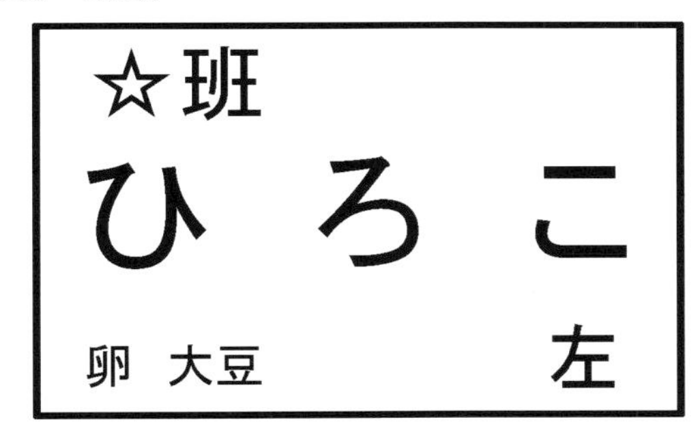

基本的には、1グループ5人分で準備をします。子どもの料理教室でやりやすいのは4人分ですが、最初に4人にしておくと、病気などで欠席する子が出て2〜3人になる場合もあります。そのために、募集をする時には、4人とか3人でテーブルを考えずに、5人で構成しておくと欠員にたいしてスムーズに対応できます。

◆子どもと保護者を分離

キッズキッチンの場合に大事なことの一つ

は、お母さんをはじめ保護者の方と子どもたちを分離することです。親子で一緒にした場合、大人は「ああ、もう見てられないわ」とどうしても手を出します。そうすると、子どもたちは自分でやりとげたと思えなくなり、達成感が持てなくなります。ですから、見る側の心得として、びっくりしても大きな声を出さないようにしてください、子どもたちに指示を出さないでください、ということをお願いしています。最近多いのは、子どもが親御さんの顔を見て指示が出るのを待ってから動くという傾向です。最初から最後まで自分でやり遂げたという自信を持つために、見学している親御さんはしっかり見守っていただきたいと思います。

いろいろな子どもの料理教室を見ていて一番多いのは、危ないから子どもには包丁を持たせないという例です。しかしそれは、子どもを信用していないということです。子どもが自分の筋肉を使い、これくらいの力を入れたらこれくらい切れるんだなとか、この角度から切ったらこんな形になるんだなということを、一つひとつ体験して見つけていくのを見守らなければいけません。包丁を使わない作業でも、卵焼きなどは混ぜるだけやらせて、子どもがフライパンにぼたっと落としたら大人がそれをきれいに丸めてやるといった、子どもの達成感を阻害する場面も見られます。子どもが恐竜の形をして落ちたと思ったら、それをそのまま焼かせてあげたらいいのです。大人が思っている理想形に大人が変えてしまうのが、一番子どもを落胆させます。

私たちがすすめる子どもの料理教室の最大の目的は料理をつくることそのものではなく、料理をするプロセスで子どもたちがいろいろなことを発見することであり、そのための手段として料理をしているということです。料理をつくることが目的になったら、「どうして早く切れないの」とか、「形をそろえて切れないの」とかいって、「私がしてあげるから」と手を出してしまうということになります。根本的に大事なことは、料理を通じて、子どもがどれだけいい体験ができるかなのです。

私の経験では、１歳の子どもでも、やりたいと思っている子は、よく聞いたり見たりしますし、きちんとできます。力は弱くても、言われたお約束を守ってしますから、とても安全です。小学校高学年の子よりも、はるかに上手な子もいます。

子どもたちにちゃんとこちらが指導したら、子どもは全部それを受けとめてくれます。そのためには、子どもたちがどのように受け取るかということを考えて言葉がけをし、子どもがほんとうに主人公になれるように心がけることです。

◆アレルギーへの対応

アレルギーの問題は、いまの時代には避けて通れません。アレルギーは決して悪いことではありません。「いろんなものを選んで食べられるからいいよね」と言ってあげればいいわけです。

しかし、アレルギーの子どもを受け入れる場合は、厳然と区別して当たらなければなりません。例えばピーナッツアレルギーの子どもで、落花生を使ったすり鉢をきれいに洗って使った場合でも、水膨れを起こしたこともありました。ですから、落花生をまったく使っていないすり鉢とすりこ木を、別に用意しておく必要があります。こうした対応をしっかりしておくことで、アレルギーのある子どもも受け入れることができます。

「主な食用動植物の系統図」という表を見てください（Ⅴ資料編4）。これには、生物がどんなふうにして進化してきたかということが書いてあります。アレルギーの場合には代替の食品を出さないといけない場合がありますが、どれがより安全かということを知る上で必要なのです。アレルギーというのはほとんどがタンパク質が合わないために起きますから、できるだけ違う形のタンパク質であればいいわけです。

図では、ブロックごとに発達の度合いが違う動植物を区分けしてあり、それによってタンパク質の形が違っています。ということは、例えば、サバがだめな子は、代替するとしたら、タイなどの同じ仲間はやめておいたほうがいい。二つ下のブロック（ダツ目）のサヨリ、サンマのほうが、タンパク質の形が違いますから、こちらのほうが代替にはふさわしいということになります。また、カリフラワーがだめな子は、同じ十字形花冠のワサビもだめなんだなといった具合に、この生物の系統図を参考にすると大きく間違わずに選択できますので、アレルギーのお子さんを受け入れる時の参考にしてください。（Ⅴ基礎編参照）

◆障害を持った子ども

障害のある子どもたちの所にも料理教室の要望があって行きますが、その場合には必ずボランティアの人を手厚く付けます。料理教室にくるダウン症のお子さんがいますが、三年経ったこのごろはとても落ち着いています。最初から障害を理由に断ってはなりません。ゆっくりであっても確実に進歩し、その子の社会的な生きる力のもとになると思うからです。障害を持った子がわあっとパニックになる時は、必ず理由があります。自閉症のお子さんの場合は食べ物にすごくこだわりがありますから、わけのわからないものがぽんと出てきたら、怖くて食べられません。ところが自分でつくってみて、納得がいったら食べられます。それは、不安がなくなったからです（新奇不安の解消）。

ですから、こうした子を受け入れる時は、ボランティアが必要です。その子を見守ってあげる人を一人配置すれば、命にかかわること以外は自由にさせてあげても、十分対応できます。

また、知的障害だけではなく、身体障害の子どもを受け入れる場合、その子がきちんとできる補助具をつければ障害を乗り越えることができます。よくある例は、包丁などを握る握力が弱いことです。その場合は、包丁の柄にスポンジをつけて太くし、安定するようにします。押さえる手のほうの力が弱い場合は、歯磨きなどに使う柔らかいプラスチックのコップを使い、取っ手のないほうを半分切り取ってドーム型にし、下にシリコンのテープなどを貼り、取っ手の部分に4本の指を入れて押さえ付けることのできるような補助具を作ります。（図7）

＜道具類の準備にあたって＞

◆包丁とまな板

子どもたちがお料理をする時はまず、必ず包丁の使い方のお約束をします。「これは何かな？」「包丁」「包丁は何をするものかな？」「切るもの」「そうだよね」……分かっていても、全部子どもに言ってもらいます。「ここのところが刃で切れるところだから、ここにお指を持ってきて、ぎゅっと引っ張ったらどうなる？」「血が出る」「死んじゃう」「そんなくらいでは死にませんが、ケガをしますね」……刃に指を持ってきてはいけないんだなということを、自分で見つけてもらうのです。教え込む、覚えさせるのではなく、自分で認識することが大切だからです。（図8）

次にまな板の説明です。「これは何かな？」「まな板」「まな板は何をするものかな？」「切るものを置く台だ」「そうだよね。このまな板と包丁はとっても仲良し。だけど、もしもまな板が、ひゅっとあっちこっちに行ったら、とっても危ないので、こういう滑り止めを敷いておくと、ぶらぶらしないよ」。「みんなのからだの真ん中でへこんでいるのはおへそ。このおへそと、見えないけどまな板の真ん中にあるおへそとが、ちょうどこんにちはをするように、おへそとおへそが同じ場所になるように立ってね」と立ち位置を説明します。何が何でも切ったらよいのではなく、安全にできる方法を示すことが大切です。時折、料理教室の写真で、高さが合っていなかった

図7

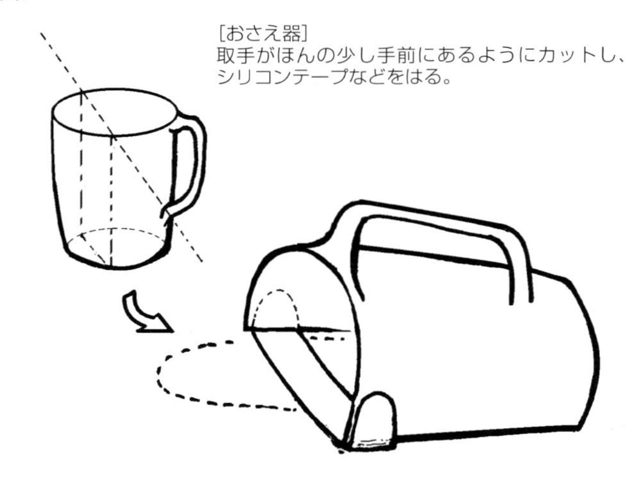

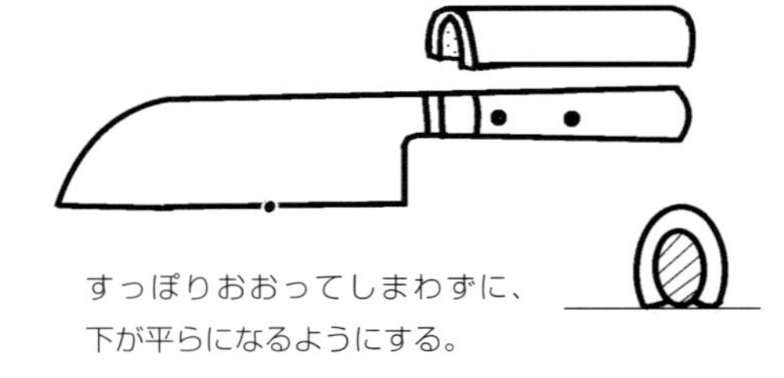

り、一つのまな板で何人もの子どもが包丁を持って切ったりしているのを見ると、本当にコワイと思います。

また、包丁を使っていない時に置く場所を決めます。注意して切っている時より、使い終わって気が抜けたように置いてある包丁で切ることも多いのです。「包丁の刃を自分と反対側に向けて、お休みの場所を決めておこうね」……これを決めておくとけがをしません。もし違うところに置いてあっても、「お休みの場所はどこだったかな」と言うと、ぱっと戻します。(図8)

◆道具類の用意

道具類も、この作業の時にはこれがいるなと手順をなめるように考えて、一つひとつ揃えます。例えばお玉でも、味噌汁と野菜の煮物があったら、二つ入れておきます。道具類はまとめて細長い容器に入れて各テーブルに置いておきます。食器も、主菜を入れる食器、副菜を入れる食器などを人数分揃え、それをすぐ取り出して盛りつけができるようにしておきます。

きちんと用意ができたら、子どもの料理教室はスムーズにいきます。途中であれが足りない、これがないということになったら、子どもの頭の中までぐちゃぐちゃになってしまいます。いかにして漏れのない準備ができるかが成功のカギです。

子ども用の包丁は、よく切れることが大切です。よく切れない包丁を渡されてうまくいかなかった場合、子どもは道具が悪いとは思

図8

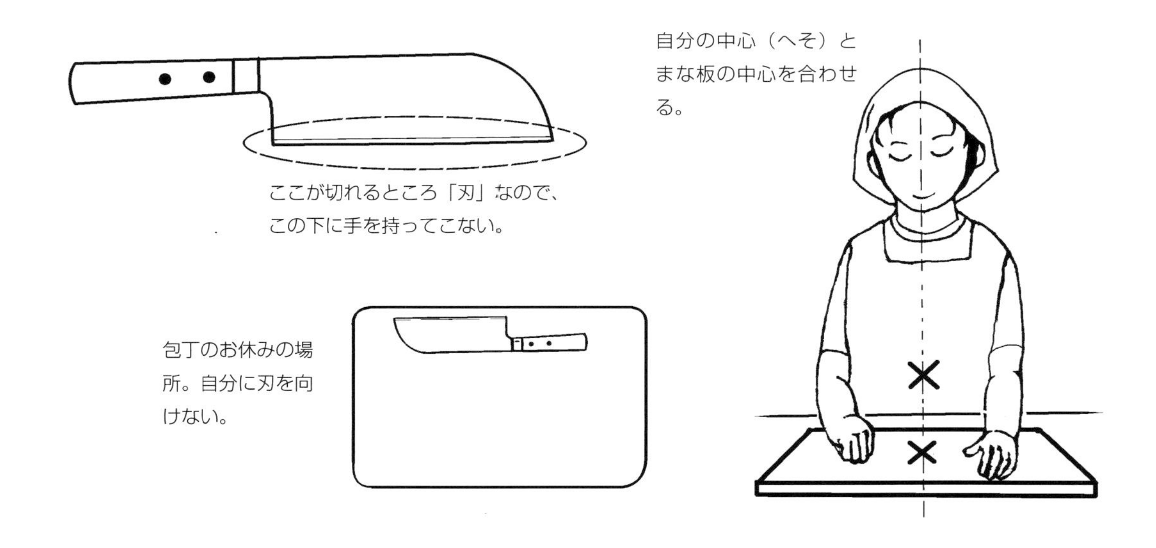

わず、自分ができないのだと思って自信を失ってしまうからです。よく切れる道具で切った場合、子どもたちは美しい体の動きを身に付けます。

ある時、「家でもよくやっています」という五歳の子がやってきました。彼女はいきなり包丁を持ち、刃のほうを上に向けて押そうとしました。びっくりして聞いてみると、「私がいままで渡されていたのは、刃のない包丁だ」と言うのです。それで彼女にとっては、刃がどちらを向いていてもかまわなかったのです。さらに、手慣れた子どもたちと一緒に並んでいると、彼女だけが妙に肩に力が入った動きをするのです。それは、切れない包丁に自分の体を合わせていたからです。よく切れる包丁を渡して、彼女がちゃんとした動きができるようになったのは、6カ月経ってからでした。

◆食器

食育教室で使う食器は、基本的に子どもに合ったサイズと形のものにしてあげたいものです。小さなカップでしたら、おつゆをなみなみとついでも飲み干せます。盛りつけたら見た目もきれいになるようにして、全部飲みほせた、全部食べ切れた、という喜びが味わえるような配慮が大事です。

日本の食器は世界の他の食器と大きな違いがあります。それは、日本だけが口元にまで持っていく動く食器で、他の食器はほとんどはずっとテーブルの上に置いて使用するものです。ですから、日本の食器は手に持って動かして使いますから、その人に合う属人器としての働きが要求されます。体の大きささや動きに合った食器が必要だということであり、私たちはこのことを考えて食器を揃えてみました。

また、お茶わんの正しい持ち方という点でも、小さなサイズのものがいいのです。子どもがなぜ、お茶わんの縁と底に指を添えて持てないかという理由の一つは、その間の距離が長すぎて指が届かないからです。ですから、「こうして持ちましょう」と言うなら、持てるお茶わんが必要なのです。

日本の食器にはゴールデンルールがあります。手に持った時に、一番長い指と親指がほぼ直径になり、その半分が高さになるというのが、ちょうどいいお茶わんなのです。私たちは、子どもの手をいろいろを計り、子どもの手に合うものを作りました。この茶わんのおしりの輪の部分は、普通のものより大きいくなっていて、指が端にかかりやすくなっています。

子ども用の盛り皿も作りました。これはスプーンの端と皿の端がすき間なく合うようにしてあります。底にカーブがついているので、煮物を入れてもつゆが真ん中に自然に集まってくるようになっています。これらはすごく軽く作ってあります。重い食器だと、中に食べ物が入るとさらに重くなり、持てなくなってしまいます。子どもがうまくできない時は、必ずそれなりの理由があるのです。それを抜きにして、精神論で「なんでできないの」とか言うのでは、言われたほうが嫌になってしまいます。

子ども用のおはしも作りました。子どもがおはしを正しく持てないのでよく観察していたら、プラスチック製で滑るからだということが分かりました。そこで、若狭の小浜のおはし屋さんにお願いして、漆塗りのおはしを作ってもらいました。漆塗りにもいろいろ種類があって、ぴかっと光るきれいな箱のような漆塗りもあれば、刀のさやのように本乾漆といって滑らない漆塗りもあります。その滑らない漆塗りで塗ってもらったら、お豆腐でもトコロテンでも滑らないおはしができました。そうしたら、握るように持っていた子も、ちゃんと持てるようになったのです。私たちは、子どもたちのできないということから逆に学んでいくということも必要です。

子ども用のスプーンとフォークも作りました。これも、食器と接触する面積をできるだけ広くしていますから、ちゃんとすくえるのです。おはしは必ず五指で持ちますが、スプーンも、実は五指で持つものです。ところが、握るように持つ子が少なくありません。スプーンを五指で持てれば、おはしにすっと移行できます。ですから、しっかりと五指で押さえられるように、柄のところを幅広くしています。その分ちょっと重いかなと思っても、スプーンの部分に食べ物が入ると、ヤジロベーの効果でバランスがとれて、軽く感じるのです。フォークも、すかっと突き刺さるように、歯の間も研いであります。ナイフもギザ歯ですっと引くだけで、気持ちよく切れます。子どもに本物の道具を与えることによって、美しい身のこなしも身につくものです。

◆調味料

料理によって、調味料も何種類か使います。お醤油でも、１回の献立で２カ所に入る時があります。その時に子どもたちがどっちがどっちと区別がつかなかったら困りますから、文字が読めない子どもたちにも分かるように色で区別します。一つひとつ分量を計って、ガラスやプラスチックの入れ物に入れます。料理をしていると時々、「なぜこの砂糖が余っているの？」といったことが起こりますが、色分けしておくと、どれに入れ忘れたかが分かって便利です。

液体は容器に入れますが、お塩など固体のものはポリ袋に入れて事前に用意します。味噌などの場合は、それを溶いて入れるということが手順上分かっていますから、おだしを入れて溶くことができるような大きさの容器に入れて配ります。子どもの動きを考えて、食材も分けることが大事です。

いまキッズキッチンでは、大小各種類のガラス容器を使っています。それに、ラップを張り、各料理ごとにカラーのマジックインキで色分けをして調味料を入れておきます。そうすれば、昆布などでは、ごはんに入れるものかおつゆに入れるものか、間違えません。（図9）

◆本物で

キッズキッチンの教室では、いつも子どもたちにいい体験をさせるということを念頭に置いています。ですから、インスタントの食品は絶対に使いません。子どもたちが最初に出合うものがインスタントだったら、まがいものに慣れてしまいます。私の家の庭にキンモクセイの大きな木がありますが、花が咲いている時に親子連れが通りかかって、「お母さん、トイレのにおいがする」と言いました。その子は、本物のキンモクセイの花に出合う前にトイレの消臭剤に出合ってしまったから、それが先に頭にインプットされてしまったのです。

おだしも基本のものですし、正確な基準の体験をするために、本物を使います。コンブは利尻の天然のものを使っています。けっこう値段が高いのですが、ちゃんとした体験には替えられません。「これは何かな？」と聞くと、ワカメとかノリとか言いう子がいます。「見たところはそっくりだし、海の中にあるのは一緒なんだけど、これはコンブです」と説明します。「じゃあ、このコンブはどんな仕事をするのかな？」と聞き、「この中にはとってもおいしいお味が隠れているけれども、このままでは出てこられないので、お水の中に入れます」と言って、水を入れたお鍋の中に全員に入れてもらいます。何を、どう使ってだしをとるのかを体験してもらうのです。

また、コンブを子どもたちに渡す時には、一人ずつが手で持って、においをかいで、次のお友だちに渡すようにします。多少は手で汚れるかもしれませんが、あとで煮ますから大丈夫です。原形から、その変化を知り、味を知る体験があれば、本物の基本が確実に身につくのです。それが身につけば、どんなまがい物がどんな形で出てきても、分かるようになるものです。とにかく五感を通じた体験を一人ひとりが確実にできるように心がけています。

図9

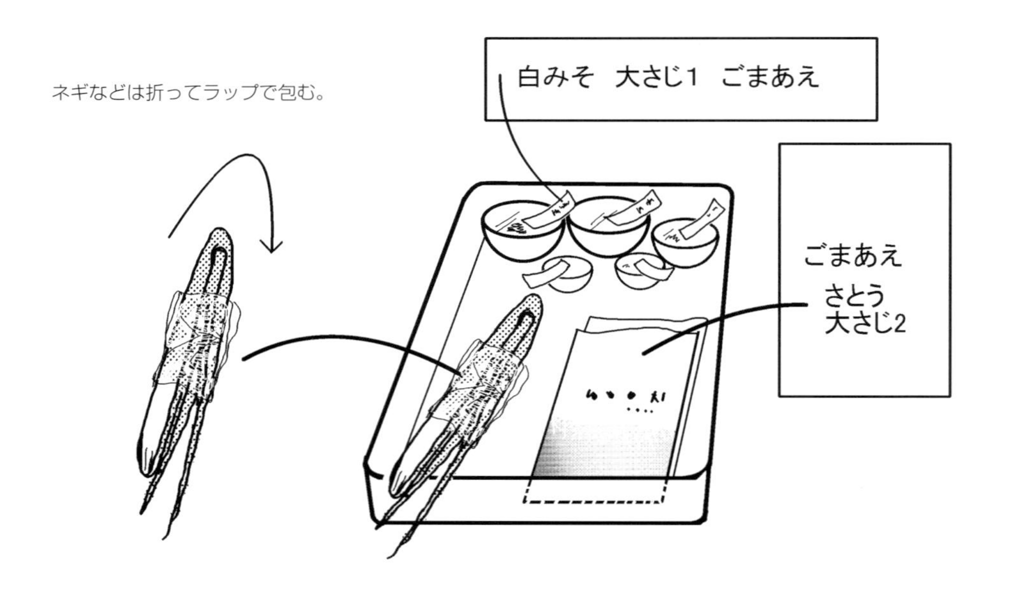

<料理にあたって>

◆切る

さて、切る作業です。まず、素材の名前の確認です。「これ何かな？」「おネギ」「よく分かったね」……自分で発見したらきちんと覚えます。「ほら、まな板よりもこんなふうに外に出ちゃうよ、どうやって切ったらいいだろう？」「短くすればいい」「あ、そうだね。よく気がついたね」「包丁でネギのひげのところをこうして取ってから、半分に切ったら、ちゃんとまな板の中に入ったね」……それを見つけた子どもは、「やっぱり僕はすごいや」ということになります。ここでも「私の言った通りにしなさい」ではなく、「考えてごらん」ということなのです。

「包丁はしっかり持ちましょう。では包丁を持たないお手てはどうしたらいいのかな？」……最近は料理教室に通っている子どもは「ネコの手」と答える子も少なくありません。しかし変形ネコの手がけっこう多いので、正式ネコの手を説明します。「ネコの手は、お爪を4つトントントンと並べて、親指は4本の指から出てこないように。なかに見えない卵があるように、ふんわりした形にして、上から押さえます」「ちゃんとできたら、どんどん切っていったらいいんだよ」。こうして切っている途中で困ったことも起きます。「切ったものが包丁にくっついちゃった時は、一番高いお指で、滑り台のようにしゅっと押します。はい、とれたでしょう」と説明します。（図10）

図10

［ねこの手］
見えない卵があるかのようにふんわりとおさえる。指先はつめを立てて、切っているものが動かないようにする。

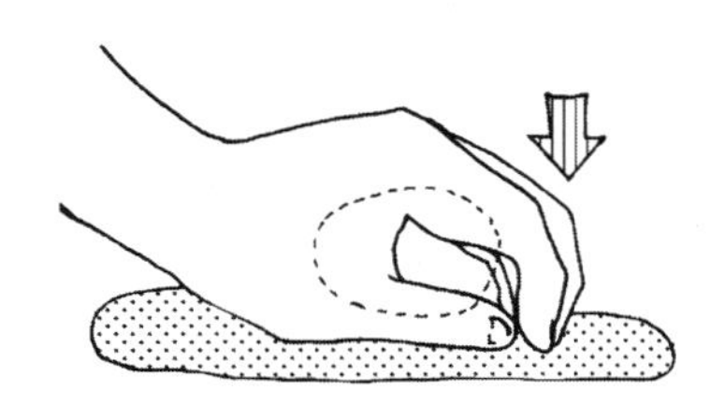

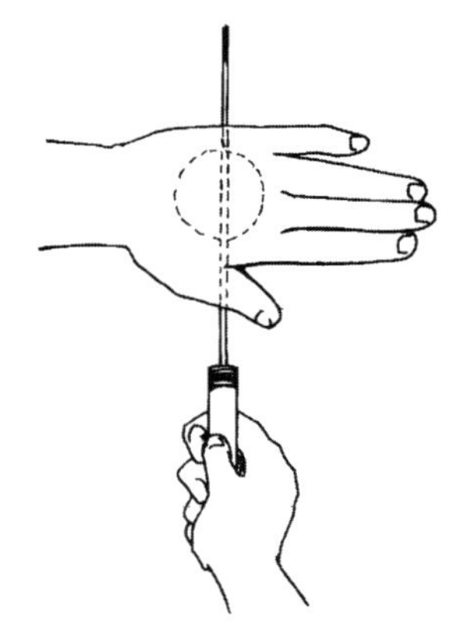

固いものや材料が短くて切りにくくなったら、手をピンとのばして、手のひらでしっかりと包丁の背を上からおろす。

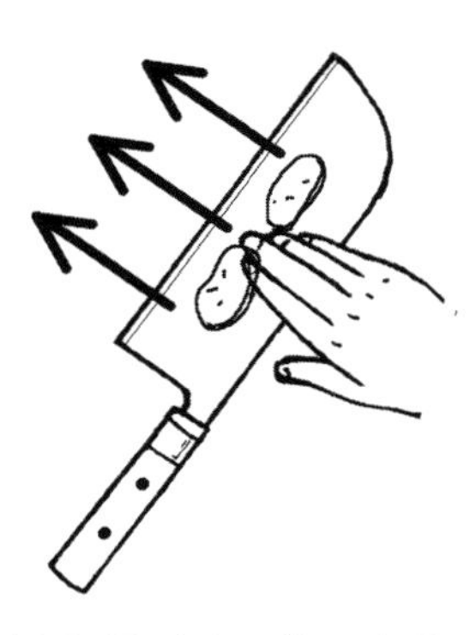

包丁に切ったものがついたら、背から前の方へすべり台でおろす。

怖いなと思ったのは、私が偶然見かけたのは、インストラクターのお姉さんが、「かっこいいみたいでしょう」と言いながら、切った材料を包丁に集めてお鍋に入れたことです。案の定、まねをした小学生が手を切ってしまいました。大事なことは、かっこいいかどうかではなく、いかに安全にするかなのです。もし手を切った時は、「ダメね」「どうしてなの」などと言わずに、「大丈夫だよ」と言ってください。血が周りに移染しなければいいのですから。はっても動きをじゃましないような薄い防水ばんそうこうをはってあげると、「同じ失敗は二度としないぞ」ともとに戻ってまた切り始めるものです。失敗は責めることより、そこからリカバーする力をつけることが大事です。

次は、材料を分ける時の注意です。ニンジンを２分の１本とか４分の１本必要なときは、大人の教室では何グラムと重さを合わせればいいのですが、子どもの教室では「半本」とか「４分の１」などと言います。その場合、短かく切ったら押さえるところが少なくて危ないので、材料分けの時から、長くなるように、縦に半分とか４分の１に切り分けてほしいのです。（図11）

じゃがいもなどの皮をむくには、大人がやるようにじゃがいもを手で持って、グリップ（ひねり）を使ってむくような仕方ではうまくいきません。皮むきなど、グリップを伴う動きは、子どもの手の発達からいって、六歳ぐらいまでは構造上やりにくいのです。というのは、大人は手首に三角の小さい骨（手根

図11　皮のむき方

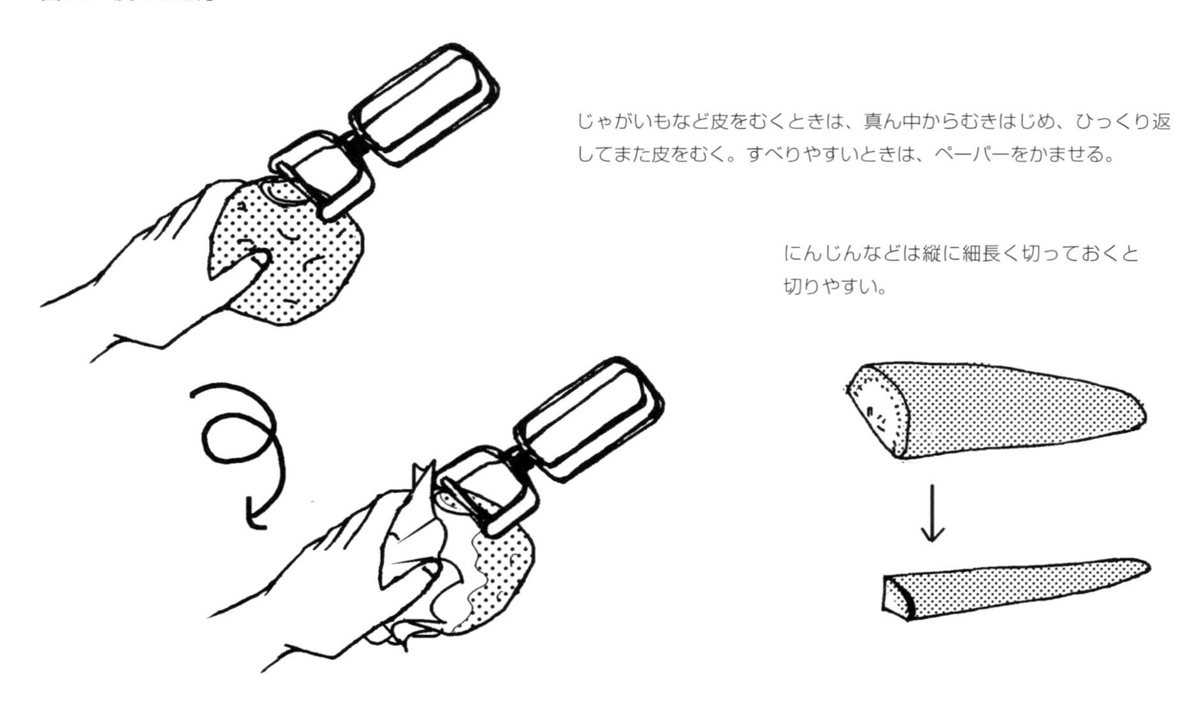

骨）があるためにグリップの動きができますが、小さい子はここがまだ軟骨で、発達していないからです。

ですから、包丁は真っすぐ押すだけで切れるようなものが望ましいのです。刃が反っているものは、押して切った時にネギもキュウリもつながってしまいます。そのため、握り拳二つの長さでまな板に刃の全体がつく子ども用の包丁を作ってもらいました。これだと、弱い力で押しても、トントンと見事に切れるのです。

◆皮をむく

皮をむく時はピーラーを使えばいいでしょう。「これはピーラーといって皮をむくものです」「ここのところ（刃）が包丁の刃と同じで、危ないところだよ」「お母さんたちはこうしてニンジンをお手てに持ってぴゅっぴゅっとむくけど、みんなのお手ては小さいので、ニンジンの皮もむけるけど手の皮もむけちゃうから、必ず下に置いて使おうね」ということで、ニンジンを下に置いて皮をむきます。この場合でも、端から必死でむくことはありません。真ん中からむいて、次は反対に入れ替えてむいたら安全なのです。もしも半分切ったところが滑りやすければ、キッチンペーパーを４分の１に切ったもので軽くおさえればいいのです。（図11）

例えば、おすしに薄切りにしたニンジンを入れるという場合も、このピーラーでひらひらっと薄く引いてから、それをざくざくっと切れば、子どもの手でも薄切りと同じように

図12

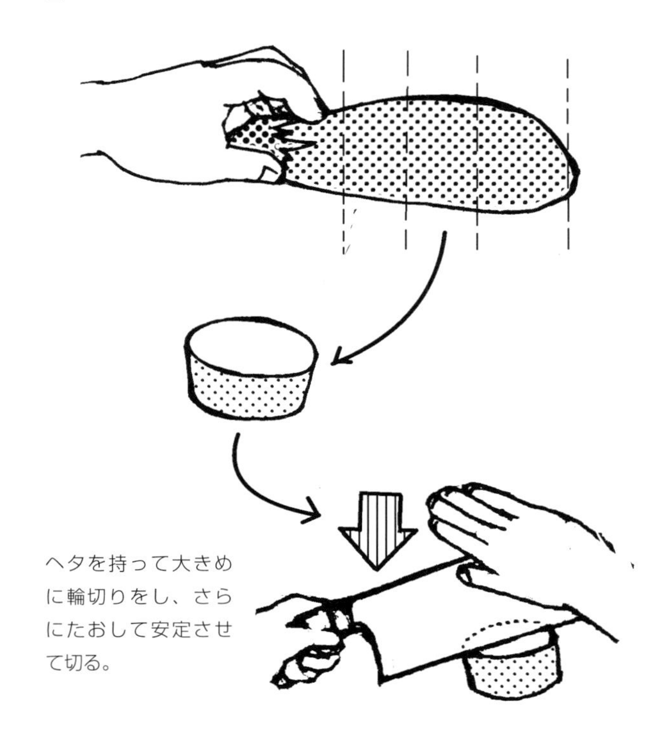

ヘタを持って大きめに輪切りをし、さらにたおして安定させて切る。

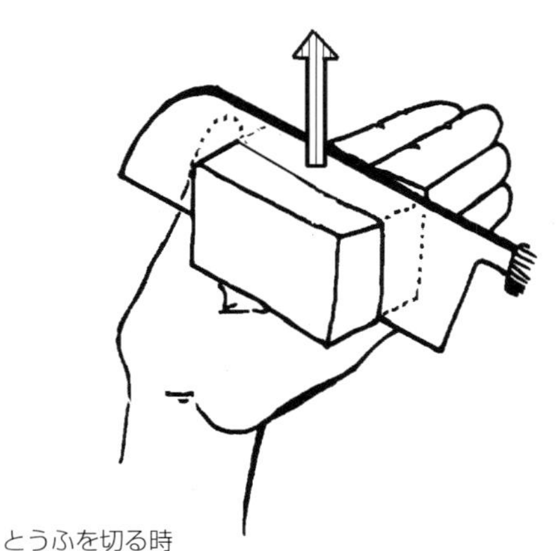

とうふを切る時
上からゆっくりと刃をおろし、手のひらにあたったかなと思ったら、そのままゆっくりと上に刃をあげる。横にひいてはいけない。

なります。大人だったら包丁で薄く切ることができますが、子どもたちにはむずかしいので、結果として同じようにできるようにしてあげることです。子どもが最初から最後まで自分の力でやり遂げたと思えるようにするためには、大人がするのと違うやり方があってもいいわけです。

図13

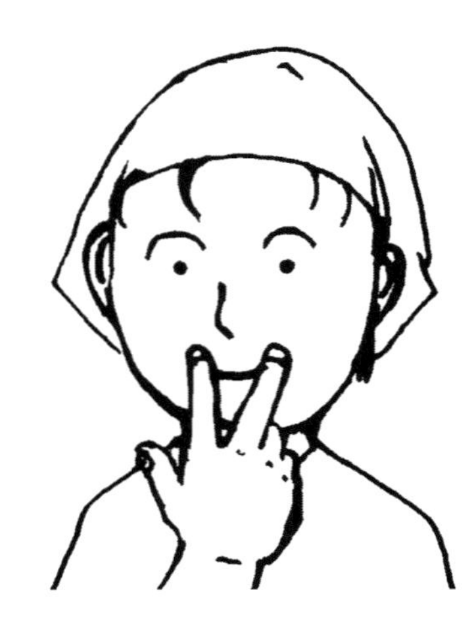

◆乱切り

例えば、なすを乱切りするという場合、大人だったらヘタを落としてからざくざくと切っていきます。子どもの場合は、なすのなり口のところを押さえて、まずおしりの部分をちょっと切り取ります。これは後で小さく切るときに、つるつるだったら刃が入りにくいからです。押さえるにも、柄がついて長いので、しっかり押さえられます。ざくざくっと輪切りにしたら、平らなところができます。この平らなところを下にして、上からきゅっきゅっと切ると、乱切りができます。(図12)

図14

包丁の先をしっかり持って下におしつけ、まな板と包丁ではさみ切るように切る。

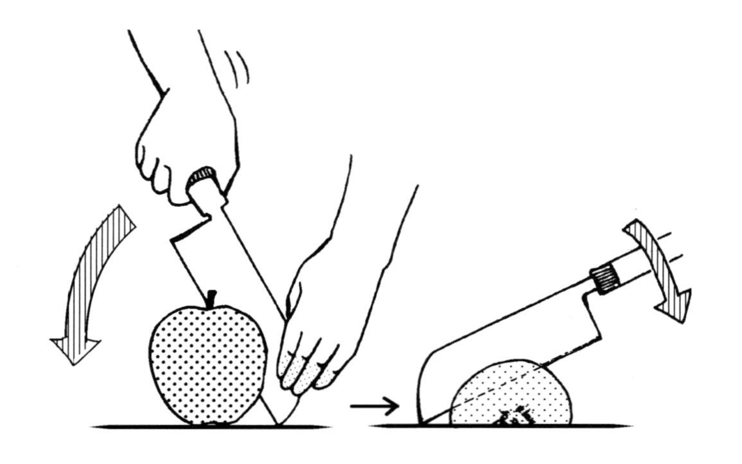

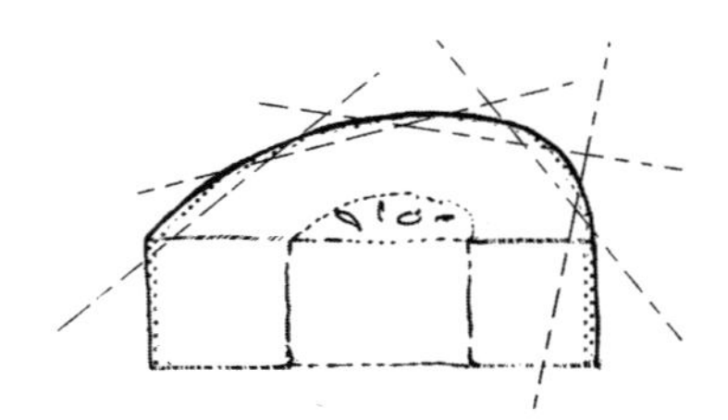

冬瓜、さつまいもなど固いものも同様に、指をのばした状態で切る。

切る大きさも、何センチといっても子どもたちは分かりません。太い部分は四つ切りにしましたが、「細いところで同じくらいの大きさに切るにはどうしたらいいか考えてごらん」と言います。子どもは本来は小さくいっぱい切りたいのです。そこで、「ウウンと結んだ口の大きさに切ってごらん」と言うと、長さが何センチと言わなくても分かります。無我夢中になっている時には、そんな言葉がけをしてわれに帰らせてあげることも必要です。（図13）

◆薄切り

キュウリを切る時も、ごろごろして危ないかなという時は、なり口を押さえてピーラーでシマシマに皮をむくと、そこは平らになります。その平らなところを下にして、ネコちゃんのお手てで押さえて切っていきます。この時、もうネコの手が引っかからないぐらい短くなったらどうするか。「この平らなところを下に置き、包丁の先をまな板につけて、お指をぴんと伸ばして上から押してごらん」と言って切らせます。薄くと言っても、分厚く切る子もいます。そうなった時でも、「それではダメよ」と言ってはダメです。それをまず上下半分にし、平らなところを下にして、お指をぴんと伸ばしたこの切り方で薄く切るのです（図14）。大人は、危ないと思っても、子どもの手にいきなりさわってはいけません。ころがりそうなら、きゅうりの端をそっと押さえてあげるだけでいいのです。

これでキュウリもみにする時には、「これ

図15

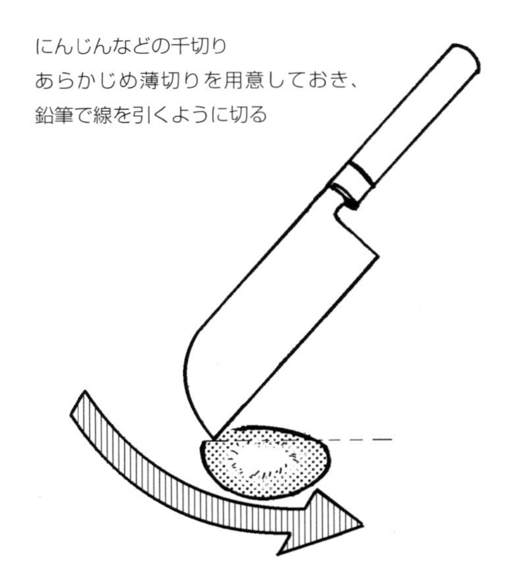

にんじんなどの千切り
あらかじめ薄切りを用意しておき、
鉛筆で線を引くように切る

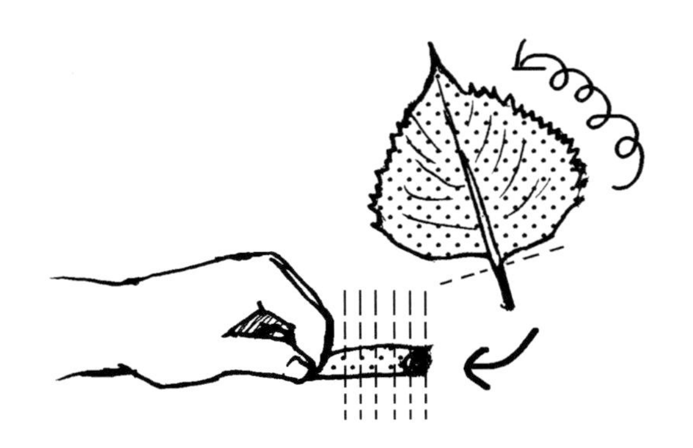

しそなどうすいものの千切り
固いところを切り、くるくるとまとめてから、細く切る。

ではぱりんぱりんだね」「これをしなしなにするには、どうしたらできるかな」と、子どもたちに考えてもらいます。するとけっこう、「お塩をかけたらなるかも」とか言う子がいます。「はい、これはしお辛いお塩です。それにお水を入れてぐるぐるっと混ぜたら、海のお水くらい塩辛くなるよね。そこに切ったキュウリを入れて海水浴をさせると、しんなりするんだよ」。子どもたちがお塩をぱっぱとふりかけてもむらが出て、大人のように切ったキュウリが均等にしんなりとはいきません。しかし塩水だったら全体にまわりますから、失敗がありません。こういう「立て塩」という日本料理の技法を使って、子どもたちが失敗しないようにするのです。

◆千切り

千切りにする場合はどうするか。子どもにはとてもできそうもない、と思ってはダメです。千切りにもやり方が二つあります。シソの場合は、「くるくるくるくるっと巻いて、これをはしっこから細く細く切っていってごらん」というふうにします。ニンジンの場合は、薄切りにしたものを、ネコの手で押さえます。そして「包丁の先を使って、鉛筆で線を引くように引っ張ってごらん」と言うと、けっこう細く切れて感激します。大事なことは、いかに子ども自身がやり遂げて満足するかどうかで、そういった指導をしてあげなければいけないのです。(図15)

＊いろいろな切り方については、V資料編に付けてありますから、参照してください。

＜火を使って＞

◆やけどに注意

台所で危険なことといえば、刃物の他に火があります。とくに直火の場合は大きなやけどをする場合もありますし、湯などがはねた場合もやけどをしてしまいます。ですから、火を使ってする場合の注意を、子どもたちときっちりお約束する必要があります。

まず、お鍋に直接手でさわらないお約束です。熱いものを持つ時には、鍋つかみなど熱さを防ぐものを使うことをお約束させます。また、お鍋は鍋敷きなどを使い、直接台の上に置いたりしないよう、熱は伝わるものだということを説明します。(図16)

注意していてもやけどすることはあります。その時には、先に流水で冷やし、その後、冷却ジェルシートをはります。そうすることで、冷やしながら元に戻ることができます。

◆ごはんを炊く

ごはんを炊くという経験も基本の一つです。お米を洗ってごはんを炊いたことがない子が多いからです。「これがお米よね。みんなが洗う時は、お母さんみたいに洗うと、お手てが小さいから水を流す時にこぼれちゃうでしょ。だから、絶対こぼれないようにしよう思ったら、こういうざるの中に入れて洗おうね」と言って、ボウルとざるを準備します。「お水をざっと入れたら、ぐるぐるぐるぐるっと混ぜます。混ぜたら、こんなふうに白いお水になるでしょう。これは大急ぎでさっと捨てます。もう一度お水を入れて、今度は手の内側のふっくらしたところで、きゅっきゅっきゅっと研ぎます」「お米を洗うんじゃなくて、どうして研ぐって言うかというと、お米の粒々と粒々がぶつかるように洗うことを研ぐって言うんだね」と、子どもが分かっても分からなくても、ちゃんと説明してあげます（図17）。そして、「きれいなお水に入れ、30分ぐらいつけておきましょう。乾いていたお米がぎゅっとお水を吸い込むまで待ってから、ごはんを炊き始めます」。洗いたてのものと吸収させたものを見せると子どもはすぐ「色が変わった！」と発見してくれます。

子どもの料理教室で炊き込みごはんをする

図16　熱いものの取り扱い方

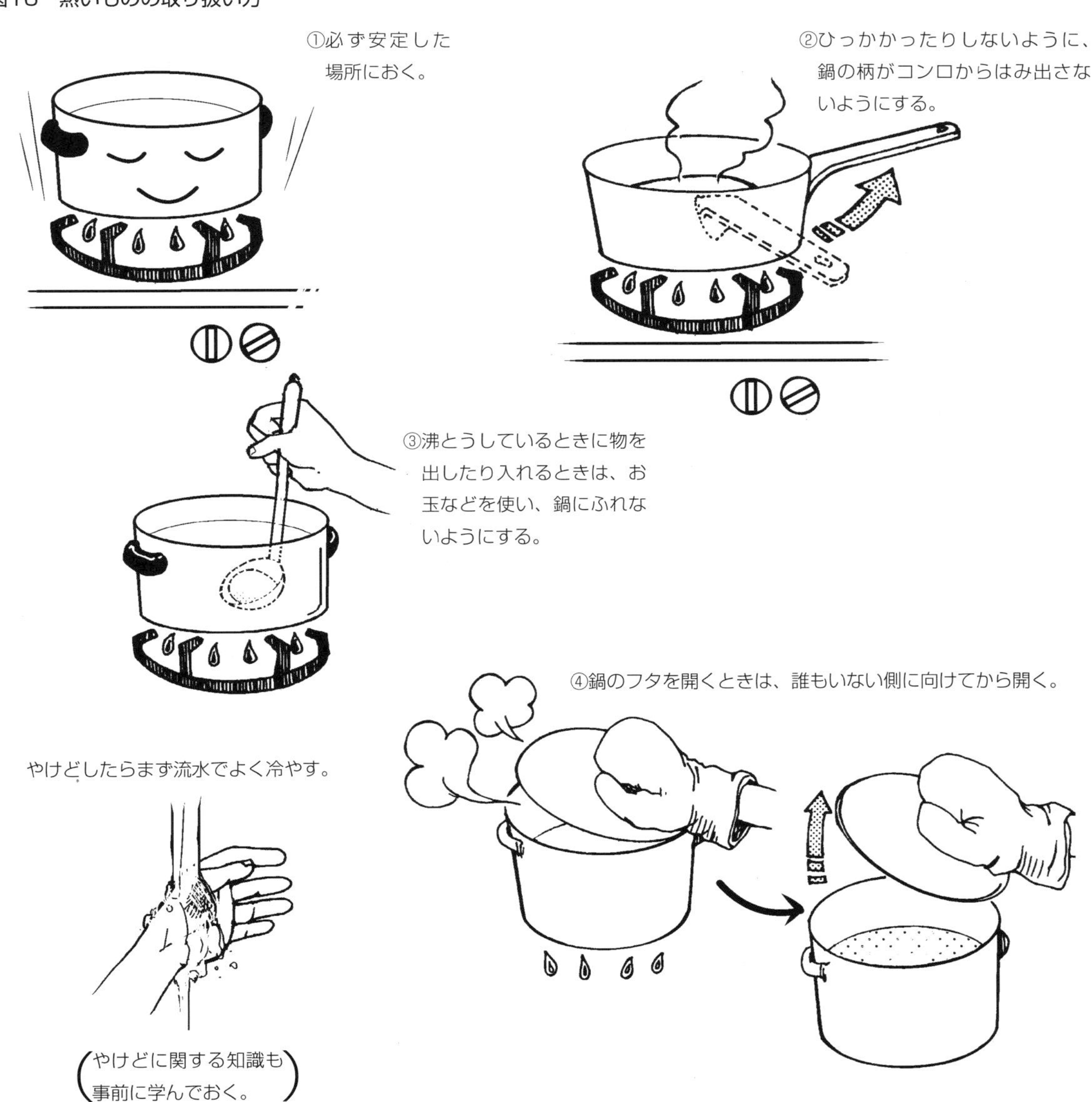

図17　米のとぎ方と炊き上がったあと

実際には金属ボウルがよいが、子どもに説明する時は、ガラス製のボウルとザルを使うとよい。

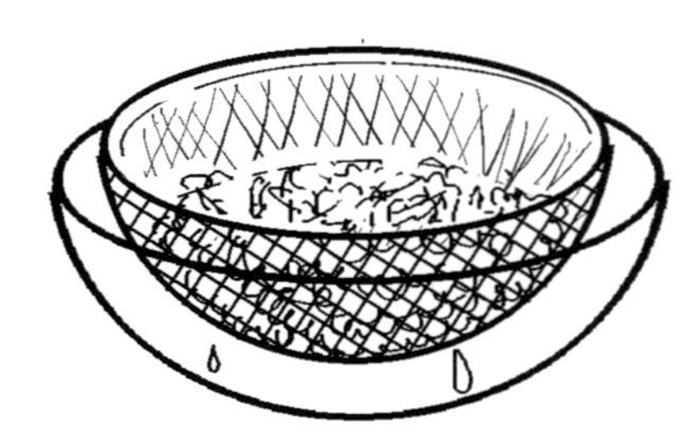

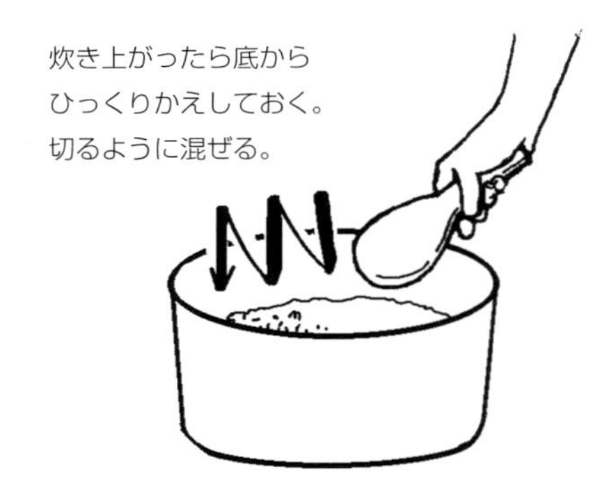

炊き上がったら底からひっくりかえしておく。切るように混ぜる。

時には、大人がするように全部の材料を切って入れてから炊飯を始めたのでは、炊き上がりが間に合いません。ごはんを炊くのにだいたい50分かかりますから、ごはんだけ炊いておいて、材料を切ってできあがったものを後から混ぜ合わせるようにしないと時間内には終わりません。ですから、子どもたちができる手順に合わせて段取りを変えていくのです。

◆魚肉類の扱い

肉と魚類などタンパク質系のものには菌がついていることが多いので、料理の中で必ず一番最後に取り扱います。使ったあとは、必ずまな板や手をきれいに洗わせます。万が一にも食中毒を出したら、子どもたちの料理教室は危険ということで、止めさせられてしまうことにもなりかねません。

いろいろなものを練り合わせる場合も、ポリ袋で手を包み、手から細菌が移らないように、紙一重でさわらないようにして行います。または、ポリ袋の中に食材を入れて揉んでもよいでしょう。魚肉類には直接手で触らないことが、細菌がつかない一番よい方法です。また、はさみで切るというやり方であれば、食材に触らずに切ることもでき、衛生的です。

ねり合わせたものを取り出す時も、ポリ袋の端を三角に切り取り、そこから押し出すと、手で触らなくてもまとまった形にできます。

◆魚をおろす（図18）

必要があれば、子どもでも魚の二枚おろし、三枚おろしをしなければなりません。手順さえきちんと踏めば、３歳ぐらいでもちゃんとできます。その子なりにできたときはきちんと褒めてあげましょう。また、教える側は事前に練習して、自分も納得してから教えてほしいものです。魚の場合は、まずうろこを取ります。子どもたちがさばく魚は、事前にうろこを取っておくこともありますが、うろこを取るところはちゃんとデモで見せて説明します。素材から食物に変わる過程にまったく分からないところがないようにするのです。

アジの場合、「お口もお鼻もあるけど、お耳がないよね。でも、ここのところに側線と言って、お耳の代わりになる線があるんだよ」と説明をしてから、作業に入ります。まず、

図18　魚をおろす

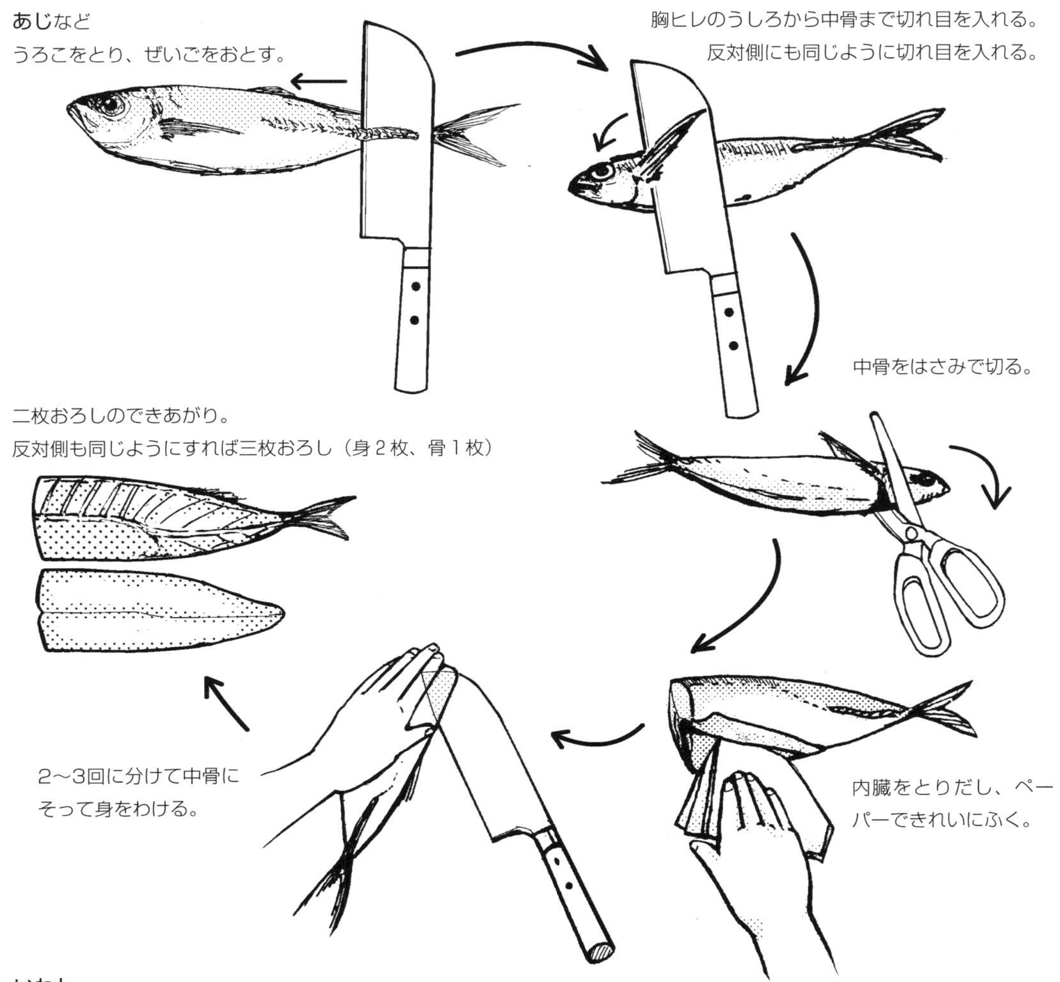
あじなど
うろこをとり、ぜいごをおとす。
胸ヒレのうしろから中骨まで切れ目を入れる。
反対側にも同じように切れ目を入れる。
中骨をはさみで切る。
内臓をとりだし、ペーパーできれいにふく。
2〜3回に分けて中骨にそって身をわける。
二枚おろしのできあがり。
反対側も同じようにすれば三枚おろし（身２枚、骨１枚）

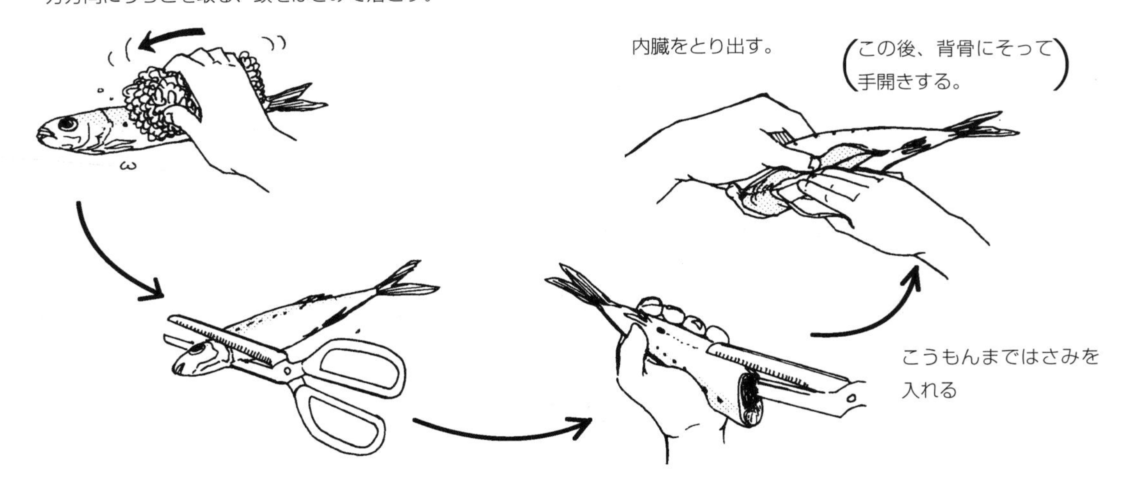
いわし
一方方向にうろこを取る、頭をはさみで落とす。
こうもんまではさみを入れる
内臓をとり出す。
（この後、背骨にそって手開きする。）

魚のひれの後ろの部分に、包丁目を入れます。見えないけれども、包丁がコツンと当たる堅いところまで切ったら、それが背骨です。反対向きにひっくり返し、もう一方のひれの後ろからまた包丁目を入れます。もう一度堅いところに突き当たったら、これも背骨です。この堅い骨は、キッチンばさみで切り落とします。ですから、出刃包丁がないとだめということはありません。

頭が落ちたら、今度はおしりの穴の後ろのところまではさみで切り開きます。切り開いたら、キッチンペーパーを４分の１に切ったものではらわたを取り出し、お腹の中をこれでふいてしまいます。ここから先は、身がゆるむので、魚を水につけません。そして、背びれの上すれすれのところを手のひらでぎゅっと押しながら、横に包丁を入れて引っ張っていきます。包丁の先がこつんと骨に当たります。腸わたの出たあとの腹腔の長い細い骨をはさみで切ると、二枚おろしのできあがりです。

子どもに魚の体の構造をきちんと説明し、ここに骨があるということを実感させると、食べるときに骨を引っかける子はいなくなります。

◆だしを取る

おだしをとる時、だしの中にかつお節が沈んでいるのを網じゃくしですくうとします。子どもたちがわあっとすくいとれば、だし汁をたくさん捨てられたりしかねません。こういう時には、「すくったら斜めにして、１、２、３、４、５でぽたぽたがなくなってから、こっちのボウルに取ろうね」と言えば、子どもたちはちゃんと数えます。かつお節の細かいものが取りにくい時は、「裏技で、ぐるぐるぐるっとかき混ぜて、かつお節が真ん中に集まってきたところをすくえばいいのよ」と、少し楽しいやり方も教えます。

＜作ったものを食べるにあたって＞

◆段取り

私たちの子ども料理教室では、一品だけというのはまずしません。ごはんがあって、味噌汁があって、少なくとも主菜、副菜がある一汁二菜の体験をさせます。というのは、献立がある程度の数になると、必ず段取りが必要です。この段取りは、教科書にどれだけ書いてあっても、体験がないとまずできないからです。教育実習生で料理をしたことがない大人と、料理をずっとしてきている子どもでは、段取りがぜんぜん違うのです。

ある幼稚園での料理教室で、一人の子が網じゃくしを持ってふらっと歩いていました。そんなとき、彼は、今日は“あく取り命”だなと、だいたい想像がつきます。あくが出てくるまではふらふらってしていて、あくが出てきた時はちゃんと帰ってきて取る。それは段取りが分かっているからできることなのです。

◆配膳

ごはんを食べる前に、必ず配膳をします。ごはんの時に大皿に盛りつけて食べるという習慣で育ってきた子どもも少なくありませんから、そうした子は配膳というのを一度も経験していません。ですから、配膳をきちっとさせた上で「いただきます」をしましょう。

お肉などは安全上、あとから切らなければ

いけませんから、そのぶんでき上がりが遅くなります。こんな時は、こちらでぐつぐつ煮ているあいだに、ほかの品の配膳をします。配膳し終わったころに、熱々の煮物ができあがればいいわけです。段取りをよく考え、火を遊ばせないようにしたら、席についてから４品でだいたい２時間、和食タイプのものだと１時間半くらいでできあがります。

Ｖ資料編３に、配膳や盛り付けのポイントを具体的に書いたものをつけておきます。一汁二菜のときには、手前左にごはんがあって、手前右に味噌汁があって、香の物が真ん中にあって、主菜は味噌汁の後ろ、副菜はごはんの後ろ、というようになります。要は、持ち上げるもの、よく動くものは手前にします。持ち上げないものは後ろとか左のほうに置きます。また、お湯のみとかコップなどの背の高いものは後ろに置きます。こうして、だいたいの置き場所は決まってきます。

おはしも、家では誰かが出してくれますから、おはしを出さない子もけっこういます。また、普段おはしを使わず、４、５歳になってもまだフォークしか使えない子もいます。ですから、はし置きにはしを置かせても、先が反対方向を向いている場合もあります。そんな子も、一度モデルを見せてあげたら、すぐできるようになるのです。

◆盛りつけ

盛り付けをする時には、４人分つくったからきれいに４等分、ということはしません。大事なことは、自分が食べられると思う量を納得して自分で盛り付けることです。あるとき豆ごはんを調理したのですが、「僕、豆嫌いだよ」という子がいて、白いごはんしか盛らないので、「一粒でも入らないと豆ごはんにならないから」と言うと、二粒入れてちゃんと食べていました。嫌いなものをたくさん盛られて、ひと口しか食べられずに「なんで残すの」と怒られるのと、自分が納得した分量を入れて、「全部食べられてよかったね」と褒められるのでは、その受け取り方は天と地ほど違ってきます。自分で納得して入れたものを食べられたということで褒められたら、お代わりをしてもっと食べる子も出てきます。付き添いの人から、「野菜が嫌いだと言って普段ぜんぜん食べない子が、不思議なくらい食べたんですよ」とよく言われます。

3．大切なのは子ども自身の体験と発見

自信は体験から

大事なことは、調理の最初から最後までを全部体験させることによって、子どもの食べようとする力もつくということです。「黙って食べなさい」「なんで野菜を食べないの」と叱られるのでは、子どもは自信を失ってしまいます。

自信をつけさせるためには、包丁も必ずよく切れるものを渡すことです。よく切れない包丁を渡されてちゃんと切れなかったら、子どもはどう思うでしょうか。道具が悪いからだなどと決して思いません。「やっぱり僕はできないんだ」と思うでしょう。だからこそ、よく切れる本物を渡して、「できたねっ」と

褒めてあげることが大事なのです。

子どもたちは、感動が伴った場合、行動変容を起こすということも大事な点です。発見しただけで終わるのではなく、今度はこうしてみよう、こんなふうにしたらどうだろうとか、いろいろなことに挑戦してみようということになります。また、できる喜び、知る喜び、理解できる楽しさを実感するのです。これが「学び」の原点です。これを体験した子どもは「学び」の基礎ができ、自分でどんどん「学ぶ」ことができるようになります。だからこそ、こんなに素晴らしいんだということが分かるような説明や実践が必要なのです。

お魚を子どもたちに説明するときに、「臭いでしょう」「汚いでしょう」「嫌だわね」などと説明してはいけません。ネガティブな言葉遣いで、食べ物に対して先入観を与えないほうがいいのです。きれいなイワシを子どもに渡したら、こうしてなでて、「気持ちいいね」と言う。頭を切ってはらわたが出てきたら、「これがなくなったらおいしくなるんだね」と言う。すると子どもたちは、気持ち悪いとは思わずに、独り言を言いながらも一所懸命に調理をします。

無我夢中でやってもらえる年代のほうが、食育としては入りやすいのです。脳の中で考えたことを手で表現する、その距離が短かければ短いほど早く上達します。ですから１歳でも、やりたいと思っている子はやらせます。５歳でも、やりたくない子はなかなか上達しません。

ですから、募集する時には、必ず「お料理をしたいという気持ちがある子」ということを条件にします。そうでないと、最初からやる気がなく、遊びだしたりする子がいると、ほかの子が迷惑します。そんな時は、「お料理をしたいかどうか」を確認した上で、イエローカードを出してそこから出て行ってもらってください。お母さんだけがやらせたいと思っていても、かんじんの子どもの側に関心がなかったら、ちゃんとした体験にはなりません。

体験したことは忘れない

心の問題ということで、「もったいない」「ありがとう」「人のために」など、知って欲しい大事なことはたくさんあるのですが、いまの子どもはそれを体験する機会が少なくなっています。それを食育の場で補ってあげることが大切です。

ある幼稚園で、高級車で送り迎えしてもらっている男の子がいました。40歳を過ぎて生まれたたった一人の男の子で、家族みんなから大事に大事に育てられ、欲しいものはなんでも買ってもらっていました。ある時彼は、幼稚園の新しい色紙をちぎって投げ散らかしました。「そんなことをしたらもったいないでしょ」と言うと、「買えばいいやん、けち！」と言ったのです。その子にどうしたら「もったいない」ということの大事さが分かってもらえるか悩んでいました。

ある日、食育授業の料理教室でパンをつくりました。粉の中にお砂糖を入れ、塩を入れ、イーストを入れ、ねりあげて、待って、形をつくって、ホットクッキングシートに名前を書いて、必ず自分のパンが自分の手に入るようにしていきます。発酵させて、オーブンに入れて焼いて……やっと取り出して渡した途端、その子は熱くて取り落としてしまいました。彼はわっとそれを追っかけて行って拾いました。「汚くなったら替えてあげようか？」と聞くと「ううん、もったいない」と。「なんと言ったの、いま!?」って、私もすっごくびっくりしました。

そして、みんなが自分のつくったパンを食べ終わった時、彼はパンを梅干しほど残したのです。「どうしたの、全部食べられなかったの？」と聞くと、「ううん、おいしすぎるからね、おうちに持って帰ってみんなに食べさせてあげたいの」。それを家に持って帰って、おじいちゃん、おばあちゃん、お父さん、お母さんにほんのひと切れずつ食べてもらったそうです。後でお母さんは、「この子は生まれてこのかた、人は自分に尽くすもので、自分が何かするなんてかけらも体験したことがありませんでした。生まれて初めて人のためにと持って帰ってきてくれたパンは、私がいままで食べたどのパンよりもおいしかったです」と言っていました。

これは、人に親切にしなさいと言われたからではありません。彼はパンをつくるという体験を自らしたことによって、「もったいない」「みんなに食べさせてあげたい」という想いになったわけですから、この想いは一生消えないことでしょう。

ですから、子どもが主人公という意味は、子どもたちに思い切り体験してもらい、そのなかで何かを発見したと思えるように、どれだけ黒衣になって子どもの体験をサポートできるかということなのです。

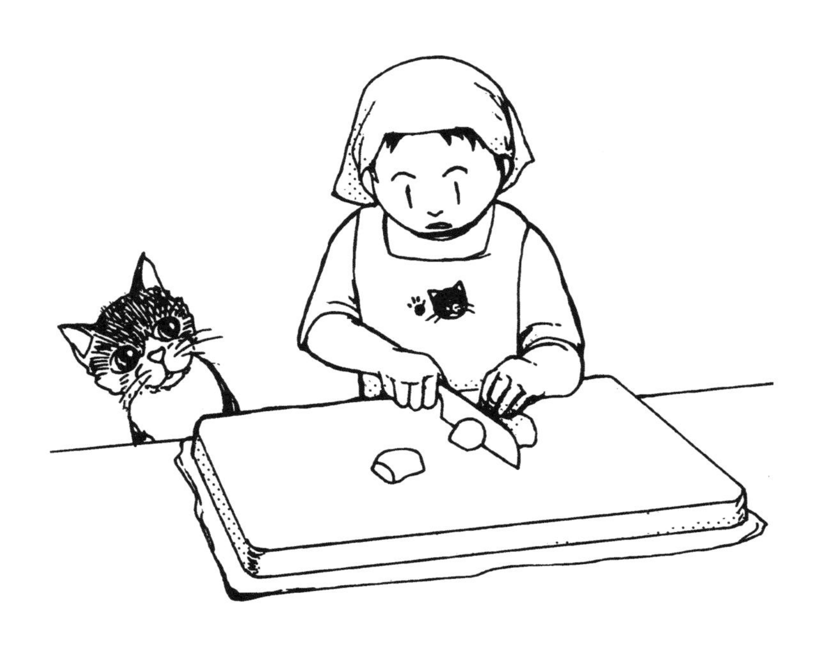

Ⅱ 実践編　キッズキッチンの実際例

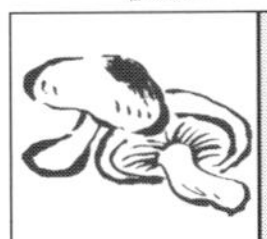
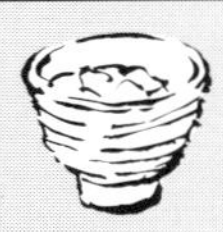
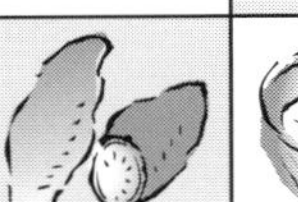
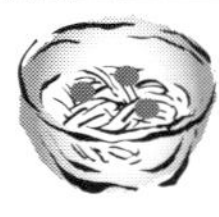

①きのこがいっぱい

きのこごはん・豚汁・いもまんじゅう・白きくらげのデザート

- 京都睦美幼稚園・4歳児
- 2006.9.2
- 準備時間／約60分
- 調理時間／約120分

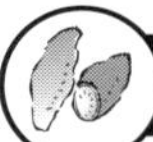

いもまんじゅう（材料：5人分）

さつま芋 ………150ｇ
油 ………………大さじ1
しょうゆ 小さじ1と1/2
片栗粉 ……大さじ2
焼きのり ……1/2枚

【使用器具】
鍋（フタ付）：1　あみじゃくし：1
ポリ袋：1　カード：1　キッチンばさみ：1
フライパン：1　キッチンペーパー：少々
フライ返し（小）：1　糸：5本

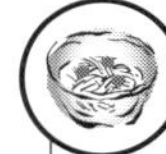

白きくらげのデザート（材料：5人分）

白きくらげ ………10ｇ
金時煮豆 ………100ｇ
氷と水（冷却用）…適量
はちみつ ……1/4カップ
棒寒天 ……………1/2本
水 ………1と1/2カップ

【使用器具】
鍋：1　ボウル（中）：1　ボウル（小）：1
木べら：1　おたま：1　流し箱：1
天つき：1　バット（大）：1
スプーン（大）：1

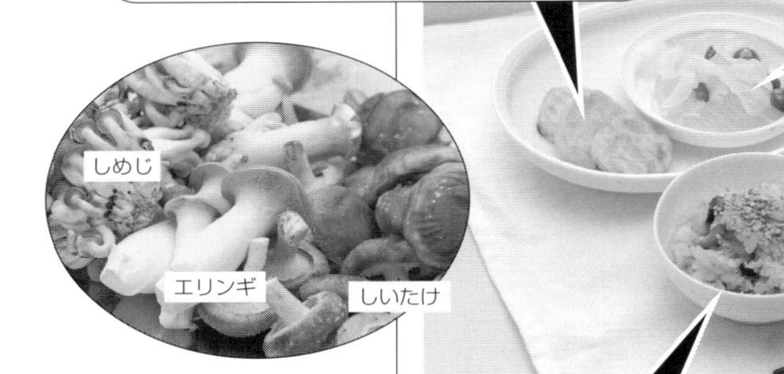

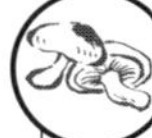

きのこごはん（材料：5人分）

米……3カップ
水…………3と1/2カップ
きのこ……200ｇ（エリンギ・しいたけ・しめじ）
ごま………大さじ1
うす揚げ…1枚
△みりん……大さじ3
　しょうゆ…大さじ1
　さけ………大さじ3
　しお………少々
　だし汁……1/4カップ

【使用器具】
鍋：1　ボウル（大）：1　しゃもじ：2

豚汁（材料：5人分）

水………4カップ
昆布（3×5㎝）…1枚
かつおぶし……1/2カップ
豚バラ薄切り…50ｇ
人参……………30ｇ
大根……………50ｇ
ごぼう…………30ｇ
絹ごし豆腐……1/2丁
ねぎ……………2本
みそ……………50ｇ

【使用器具】
鍋：1　あみじゃくし：1　おたま：1
ボウル（小・アク取り用）：1
ボウル（小・みそ用）：1　ピーラー：3

基本の器具（人数分：包丁・まな板・まな板敷き）（1卓分：菜箸／3組・卓上ゴミ箱／2・切ったもの入れ皿・鍋敷き2）
★コンロの順番▶昆布だし➡寒天とかし（ここまでデモ中）➡いも煮る➡豚汁煮る➡きのこ煮る➡いもまんじゅう焼く

坂本先生デモ

①ごはんを炊く。

おはようございます。暑い夏が終わって、秋のものが出始めました。今日は、新しいお米で炊いたごはんを食べたいと思います。

これはお米ですが、このまま炊けるかなあ？ そう、お水で洗って、お水につけて、お釜でブクブクっとしないとごはんにはなりません。

お米を洗うとき、お母さんがやっているように、お手てで押さえて水を流そうとすると、みんなの手は小さいので、お米も一緒に出ていってしまっては困るので、ザルに手伝ってもらいます。

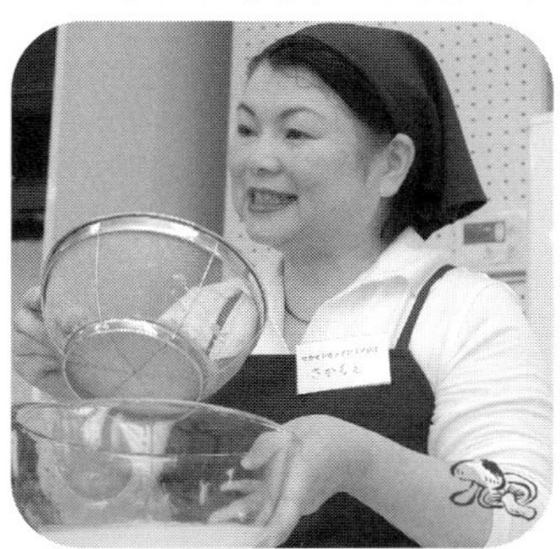

ザルにお米を入れ、それをボウルに入れて、ざーっとお水を注ぎます。そして、クルクルクルっと混ぜると、お水はどうなったかな？（白くなった）そう、それを流して、もう一度お水を入れて、今度は手の平のぽっくりしたところで、こうしてキュッキュッキュッっと洗ってください。お米のつぶつぶ同士がぶつかりあうようにします。これをお米を研ぐと言います。これをもう一回しましょう。

お水がほとんど白くならなくなったら、そのままお水につけておきます。そして、お米がお水をゴックンゴックンと飲んで、白くなったらお釜で炊きます。

坂本先生デモ＆体験（準備）

②今日は、おいしいおつゆも作ります。

これは何かな。手に持ってクンクンクンと嗅いでみてください。そうです、これは昆布です。この昆布の中には、おいしいお味が隠れています。でも、このままだったらお味は出ていけないので、お鍋に入ったお水にチャポンとつけてください。

もう一つ、これもクンクンクンって嗅いでみてください。これは何でしょう。そう、これは寒天と言います。これもそのままでは食べられないので、お水のなかにチャプンとつけてください。そして、グニュウって押し込んでください。

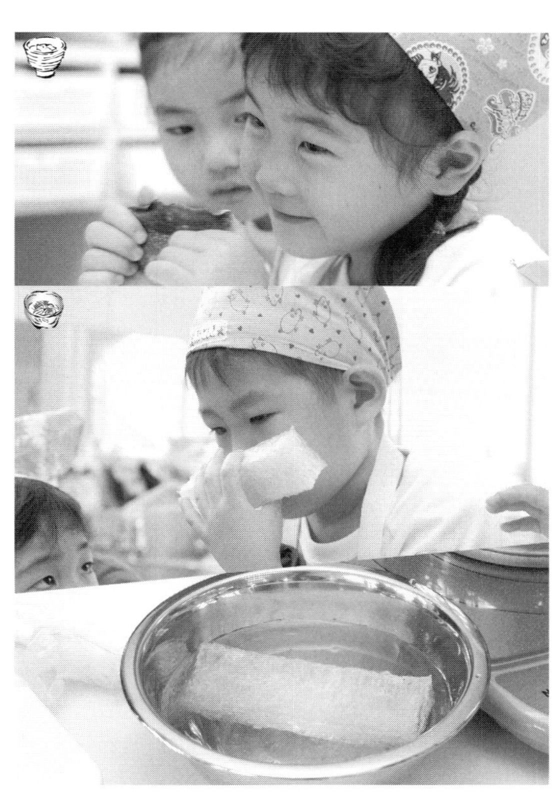

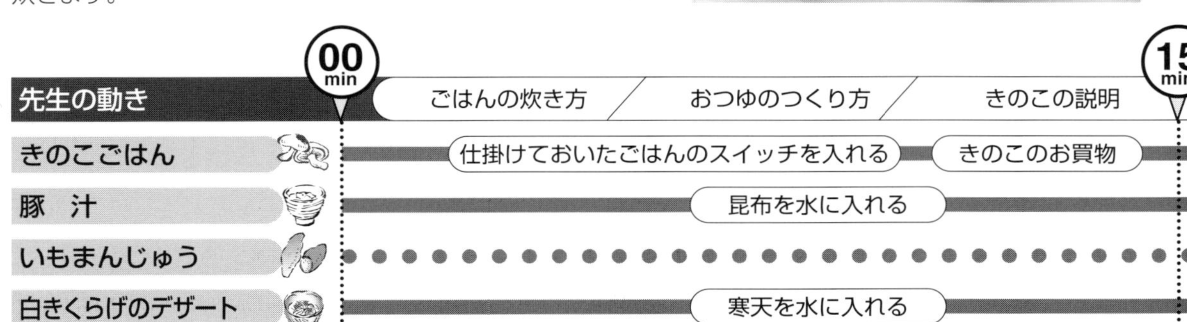

坂本先生デモ＆体験（準備）

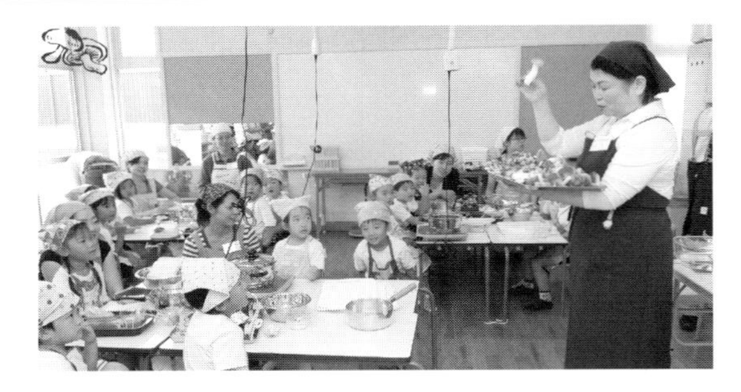

③今日はきのこをいっぱい使います。そう、きのこごはんを作るんです。

これなーんだ？　きのこにもみんな名前があります。そう、これはしいたけです。これはエリンギです。ではこの細くて固まっているのは？（タコみたい）タコみたいだけど、そう、しめじです。

もうひとつ、こんなひらひらしたのを使います。臭いを嗅いでみて。これもきのこですが、乾いています。白キクラゲと言います。そのままでは食べられないので、ちょっとあったかいお水の中につけてしまいます。

さあ、みんな前にきてきのこのお買い物をして、テーブルの上に置いてください。

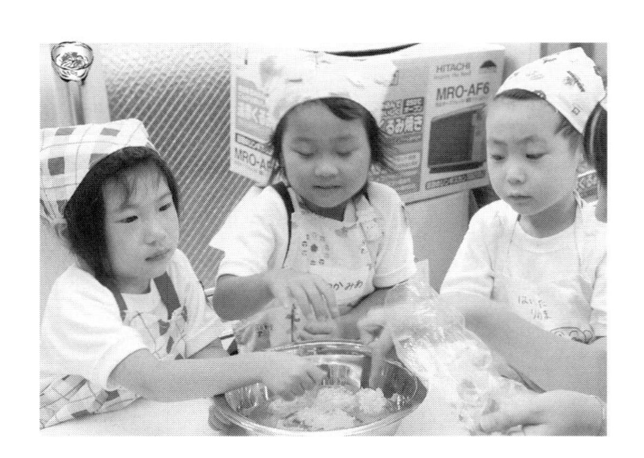

坂本先生デモ

④さあ、お料理をします。

最初の約束をしようね。これは何でしょう？（包丁）包丁は何をするものでしょう？（切るもの）では、刃の下に指を持ってきて引っ張ったらどうなるでしょう？（切れる）じゃあ、きれる刃の下にお指を持ってこないお約束、できるかな。（はーい）

これは何でしょう？（まな板）じゃあ、まな板のお仕事は何でしょう？（上に置いて切る）そう、今日は、まな板が滑ると危ないので、下にこの滑り止め〈まな板敷き〉を敷いて、グラグラしないようにします。

もうひとつ。お腹の真ん中にあるものなあに？（おへそ）そう、まな板にも、見えないけど真ん中におへそがあります。このまな板のおへそと、自分のおへそが「こんにちは」をする場所に立ってください。一つのまな板のおへそに１人のおへそだよ、一つのまな板に３人が立ったら危ないからね。

包丁を使わないときに置いておく場所を決めましょうね。こうして、切れる刃が自分のほうに向かないように置いて、お休みさせてください。

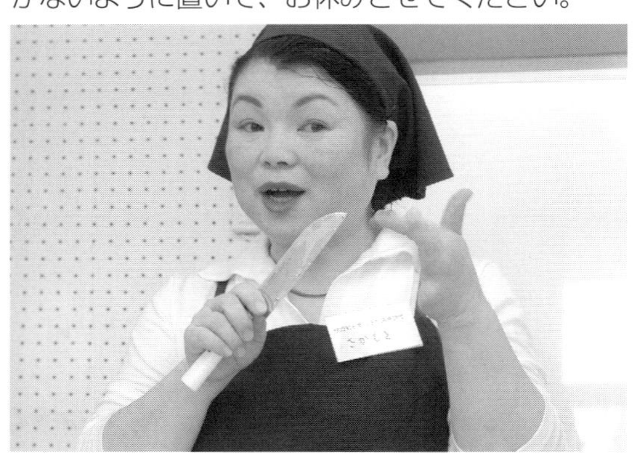

15 min

先生の動き	おやくそく ／ 野菜の切り方
きのこめし 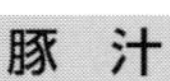	
豚　汁 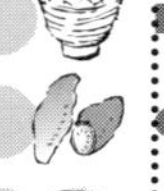	★鍋を火にかける
いもまんじゅう	
白きくらげのデザート	★寒天を煮とかす

お料理します（スタッフはこれを援助する）

さて、さっき水につけた寒天はどうなっているでしょうか。ヘロヘロヘロってなってますね。これを、しぼって、お鍋の中に入れてください。そして、コンロにかけましょう。ブクブクいってきたら、かきまぜてください。

さっき水につけた昆布はどうなっているでしょうか。少し大きくなったかなー。このお鍋をコンロにかけて、ぶくぶくするまで待ちましょう。

さあ、これは何でしょう？（じゃがいも）じゃがいも？　これは、さつま芋です。これで、お団子を作ります。

このままでは食べられないので、皮をむきます。これは何かな？　そう、ピーラーです。ここが皮をむく刃のところだから、ここにお指をもってこないように、お約束できるかな。（はーい）

お母さんたちは、こうしてお芋を手にとってピィピィってむくんだけど、みんなはお手てが小さいから、おんなじようにするとお芋の皮もむけるけどお手ての皮もむけてしまうので、まな板の上に置きます。そして、ここを押さえてピーって引っ張ると、ヒラリーって皮がむけます。半分むけたら、ひっくり返して、皮を全部むいてしまいます。

これを切ります。最初に、食べられないへたのところを切り落とします。切るとき、コロコロすると危ないので、こうして紙を敷いてもいいよ。こういう大きなものを切るときは、包丁を当てたら、お手ての指をピンと伸ばして、上からムギュっと押して切ります。一番はしっこの黒いところはポイします。

切れたら、お鍋のお水の中にチャプンと入れて、炊きます。

⑤これからお汁に入れる野菜を切ります。

これは何かな？（人参）そう、人参です〈縦に４分の１に切ったもの〉。これもピーラーで皮をむきます。皮がむけたら、小さく切ります。包丁を持たない手は、今度はネコちゃんのお手てです。

ネコちゃんのお手てはおにぎり〈握る〉ではありません。龍のお手て〈開く〉でもありません。こうししてお指の爪を１、２、３、４と並べて、親指さんは指の先からだしません。

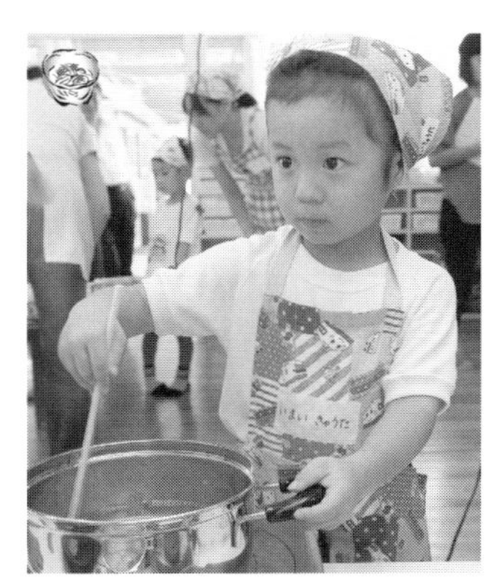

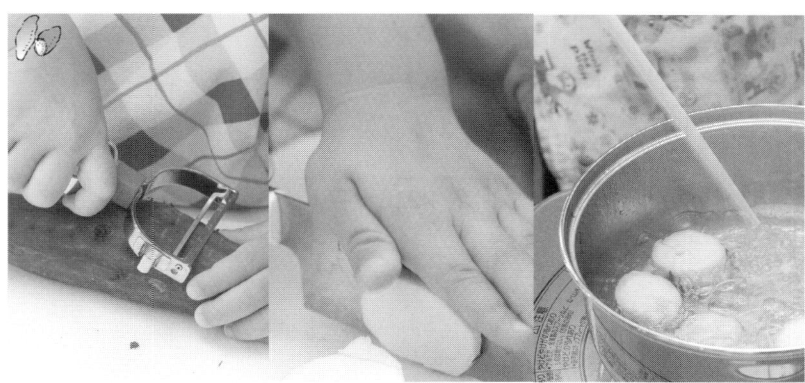

30 min　　50 min

だし・寒天の説明　　きのこの切り方

★だしをとる

流し箱に入れて冷やす

お料理します（スタッフはこれを援助する）

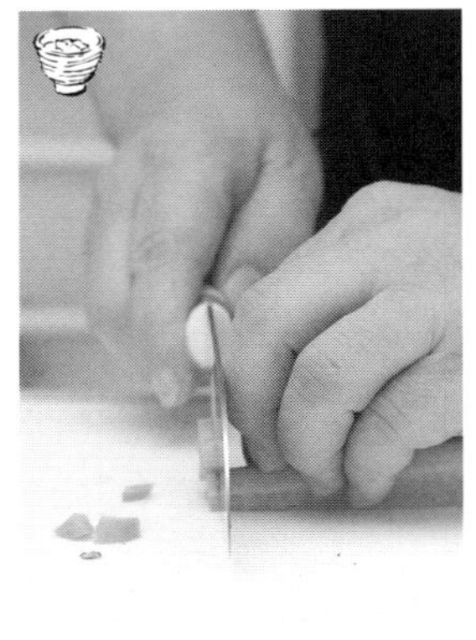

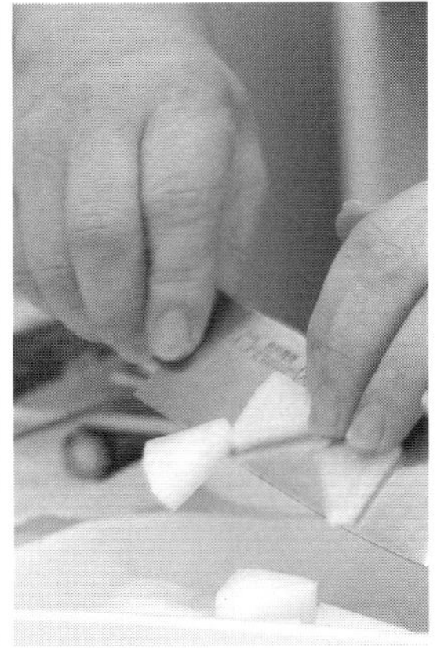

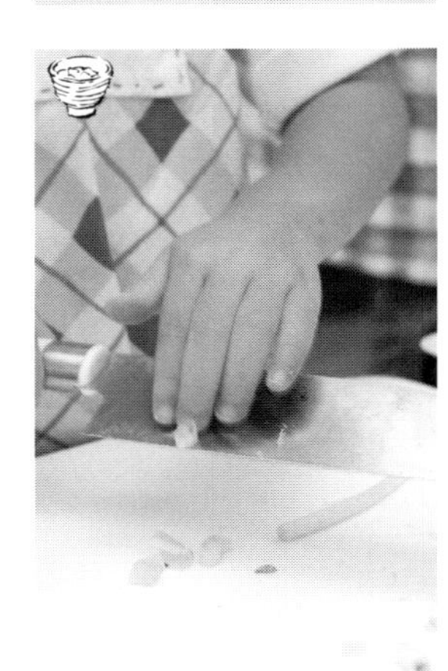

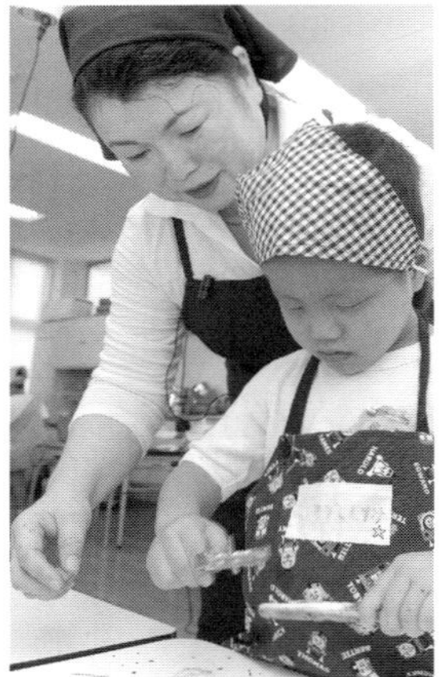

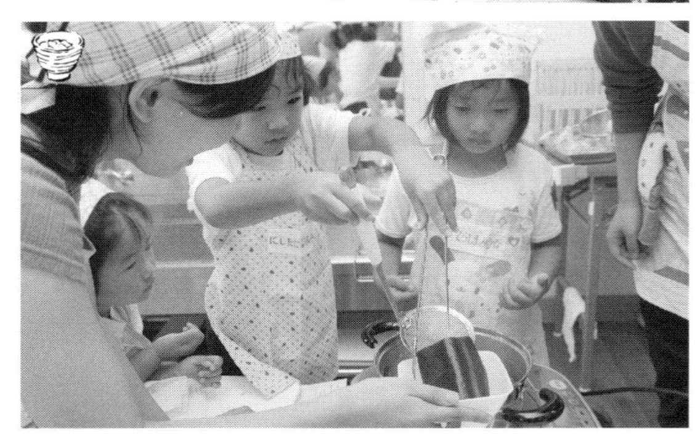

この手のひらの中に見えない卵があるようにして人参を押さえ、切っていってください。

ネコちゃんのお手てで切っていって、包丁にこんなにくっ付いちゃったときは、一番高いお指で、滑り台で押して取ります。

ネコちゃんのお手てが引っ掛からないくらい小さくなりました。そんなときは、包丁を当てて、お指をピンと伸ばしたお手てで、ムギュっと押して切ります。そして、先っぽの堅いところはポイします。イチョウの葉っぱのように切れました。

これは何でしょう？（大根）そう、大根です〈縦に４分の１に切ったもの〉。これも、さっきと同じようにピーラーで皮をむきます。皮をむいたら、同じように、ネコちゃんのお手てで小さく切ります。包丁にくっ付き虫になったら、一番高いお指で、滑り台で押します。最後の堅いところはポイしてください。これも、イチョウの葉っぱのように切れました。

これはおねぎです。こんなに長くてまな板に入りませんが、どうしましょうか？（半分に切る）そうだよね。ヒゲのところは取り、半分に切ります。これをネコちゃんのお手てで、小さく小さく切ります。

これは何かな。そう、ごぼうです。これは堅いので、しっかり持ったら、ピーラーで、ピッピッピッっと、削るように切っていきます。鉛筆の形になってきましたね。

さっきお鍋に入れて火にかけた昆布は、どうなっているかなあ。大きくなって、ぶくぶくしてきたね。では、このあみじゃくしに乗せて、昆布を取り出します。

昆布を出したら、カップに入ったかつおぶしを入れます。そして、もう一度ブクっていったら、

50 min

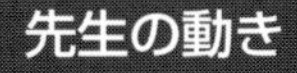

先生の動き	実習スタート（★はコンロを使用します）
きのこめし 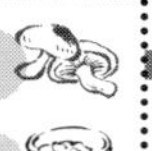	きのこを切
豚　汁 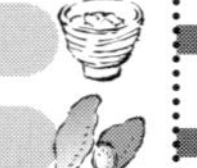	野菜を切る
いもまんじゅう	いもを切る → ★火にかける
白きくらげのデザート 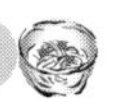	白きくらげをもどす

火を止めてください。

かつおぶしがスーッと沈んだら、このあみじゃくしですくいます。すくうときに、一つお約束があります。がばっとすくってしまったら、おだしも一緒に出て足りなくなってしまうから、かつぶしをすくったら斜めにして、1、2、3、4、5でポタポタがなくなったら、こっちに移します。これで、かつおぶしをぜーんぶ取り出すと、おいしいおだしが残ります。

ここに切ったお野菜を入れます。やわらかくなるまで煮ます。

さて、さっきの寒天はどうなっているでしょうか。すき通って、見えなくなっちゃいましたね。そうしたら、これ〈流し箱〉に入れます。そうすると、寒天がこのまま固まります。

この箱をここ〈バット〉に入れ、お水と氷を入れて冷やします。

坂本先生デモ

⑤さて、きのこの料理に入ります。

しめじは、根元のところをブツッと切ってください。そしたら、これをバラバラにほぐしてください。

エリンギは長過ぎるので、半分に切ります。それを縦に半分に切り、平らなところを下にして、ネコちゃんのお手てで小さく切ります。

しいたけは、足のところを持って、頭と切り離します。それを半分に切り、さらに小さく小さく切ります。

これは何でしょう？（お揚げ）そう、これも半分に切って、それを小さく小さく切ります。これをみんな一緒にして使います。

お鍋に、まずみりんを入れます。おしょ

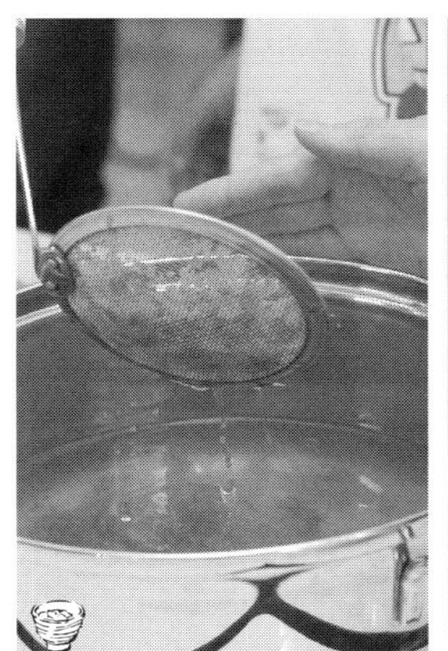
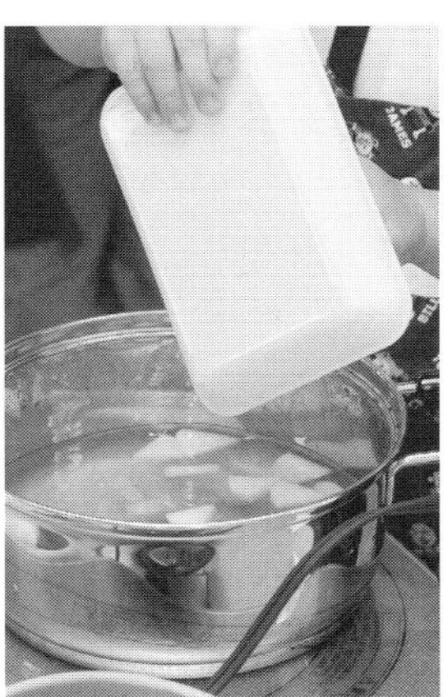
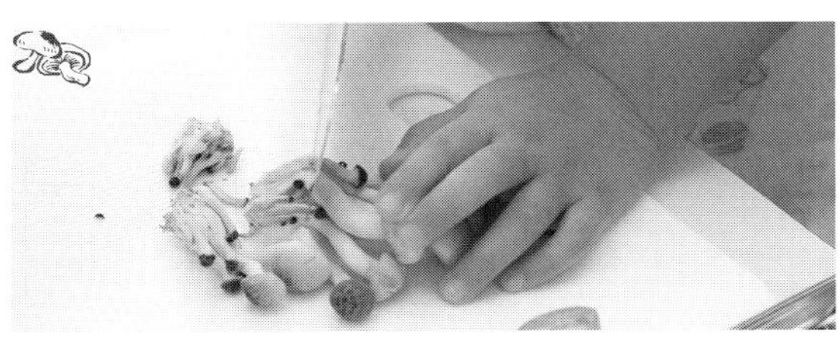
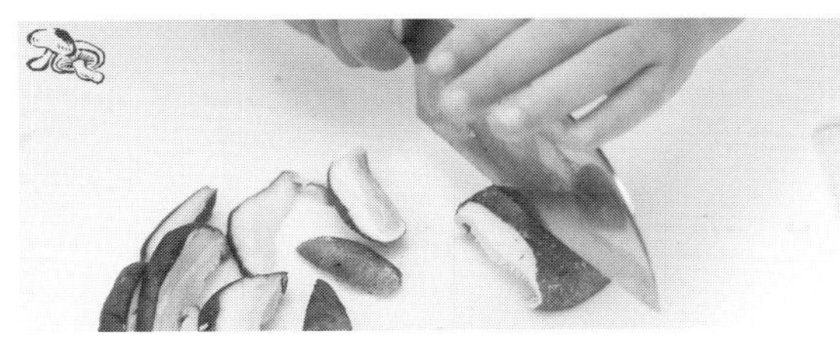
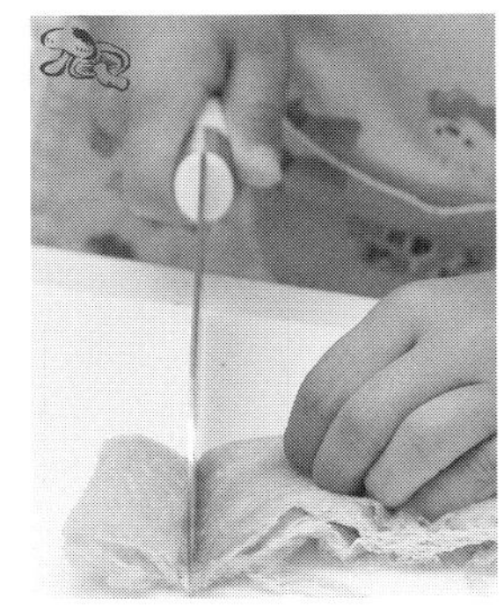
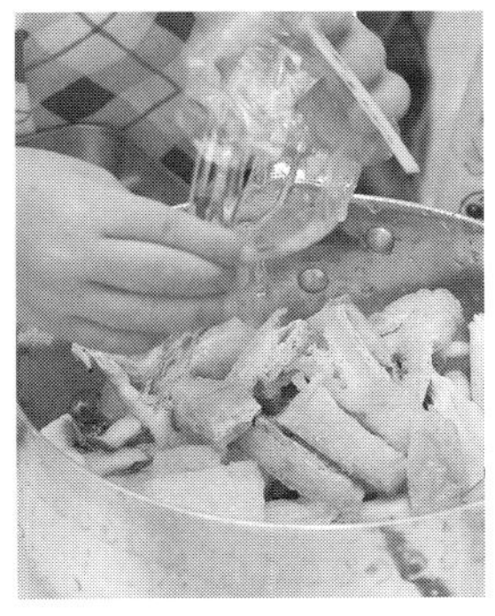

70 min

80 min

油揚げを切る

★野菜を煮る

つぶす・こねる・切る

寒天をつく

豆をのせて完成

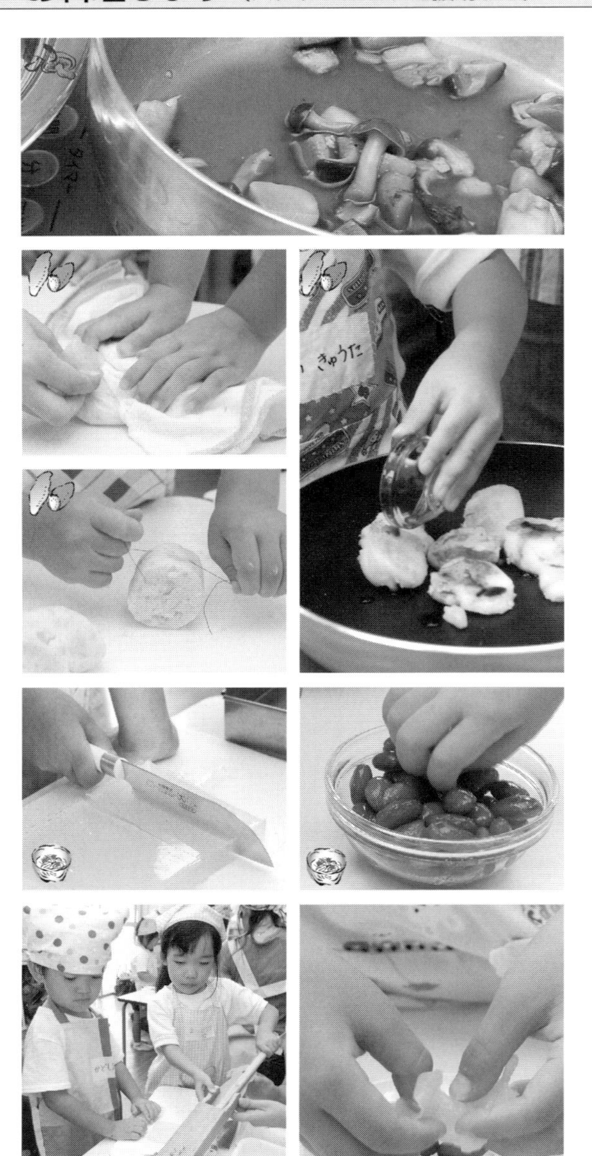

うゆ、お酒、それにお塩を少し入れます。〈計って器に入れてある〉そこに、小さく切ったきのことお揚げを全部入れちゃいます。これをまぜまぜして、きのこがしなっとするまで炒めます。

さあ、さつま芋はどうなったかな。やわらかくなっていますね。これを、こんなポリ袋の中に入れます。熱いので気をつけてね。

これをムギュムギュと押して、ぺっちゃんこにします。そこへ、片栗粉を入れます。それを、熱いからふきんに包んで、ムギュムギュとモミモミします。もんでもんでをして、白いところが見えなくなったら、まな板の上に取り出します。これをまるまるまるっと手で押して、棒のように細長くします。

それを切ります。今日は糸で切ってみよう。糸の上に長くなったお芋を置いて、糸を交差させてきゅうと引っ張って切ります。このくらいに切れたら、フライパンに油をひいて、お芋を入れて焼きます。

さて、冷やしておいた寒天はどうなったかな。ほら、固まってしまいました。これをまな板の上に取り出します（おー！）。そして、今日は、こんな道具〈天つき〉を使います。寒天をこの箱の幅に切って、その中に入れてます。そしてこの棒で、後ろからむちゅーっと押します。すると、こんなに細く切れました。（おー！切れた!?）これをお皿に盛りつけます。

水に入れておいてふわふわになったきのこさん〈白きくらげ〉を、はさみでチョッキンチョッキンと食べやすい大きさに切って、寒天の上にのっけてください。その上に、お豆〈金時煮豆〉をのせます。はちみつをたらーりとかけると、はいで

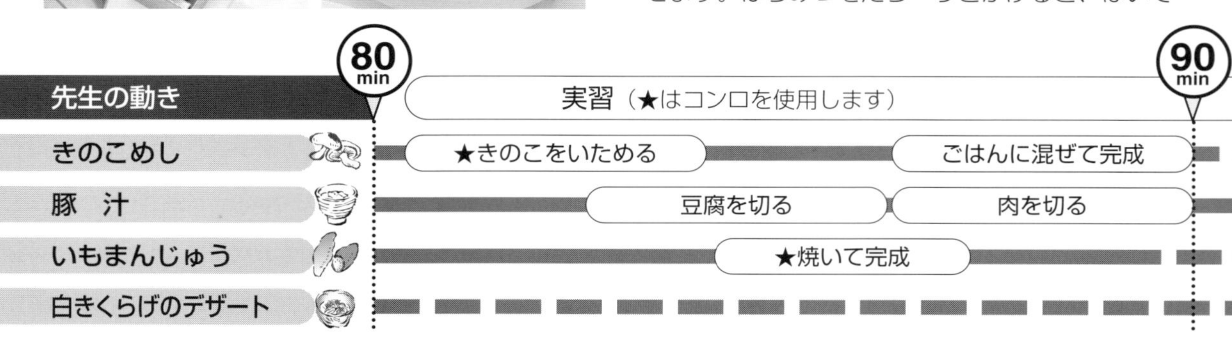

完　成

き上がりです。

さっき火にかけたきのことお揚げさんは炊けたかな。そうしたら、それを炊きあがったごはん〈ボールにとっておく〉の上に取り出します。これを、おしゃもじでしっかりまぜまぜします。きのこごはんのでき上がりです。

豚汁のほうはどうかな。煮えましたね。器に少し汁を取り、そこにお味噌を加えて、まぜます。お味噌がやわらかくなったら、お鍋に入れます。

そこにもう一つ入れてもらうものがあります。そう、お豆腐です。これをお手ての上で切ってもらいます。手のひらを上にして、お手てをピーンと伸ばします。そこにお豆腐を乗せたら、包丁は必ずまっすぐ下ろします。お手てに当たったかなと思ったら、まっすぐ上にあげます。絶対に引っ張ってはいけません。まっすぐ下ろし、当たったかなと思ったら、まっすぐ上にあげます。切れたらお鍋に入れましょう。

お肉は、こうしてはさみでチョッキンチョッキン小さく切りましょう。これもお鍋に入れます。

お芋さんも焦げ目がついて焼けたら、これもでき上がりです。

完　成

できましたか。では、できたところから盛りつけてください。自分で食べられる量だけね。ごはんは左、お汁は右、おかずとデザートは向こう側です。おはしの置きかたも間違えないでね。

お手てを合わせてください。「いただきまーす」

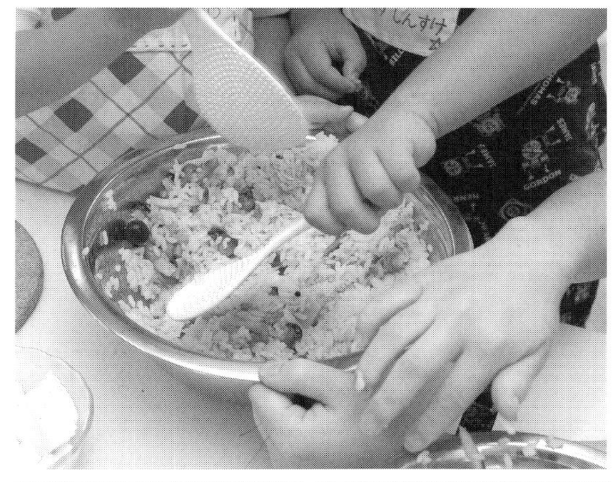

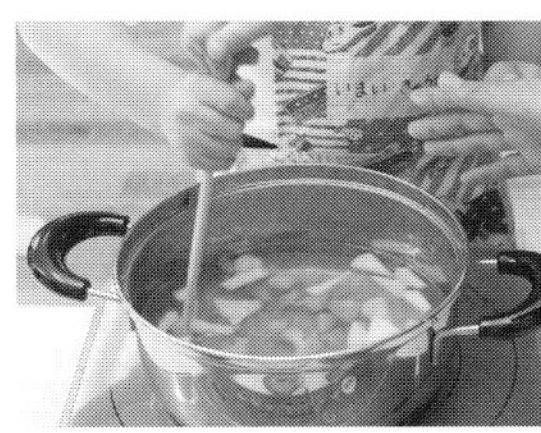

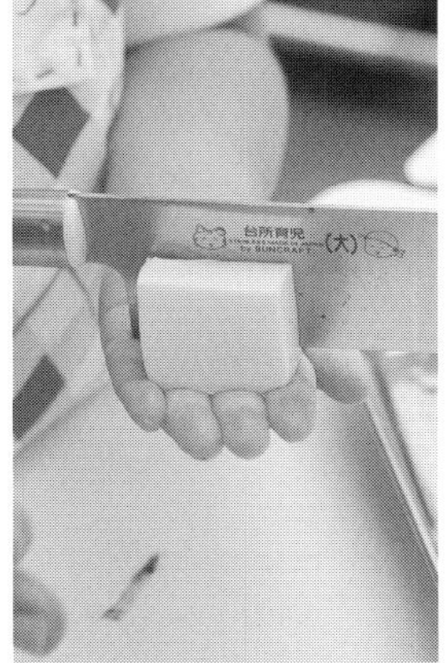

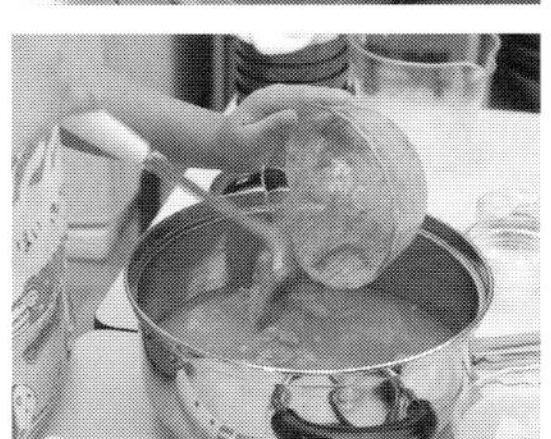

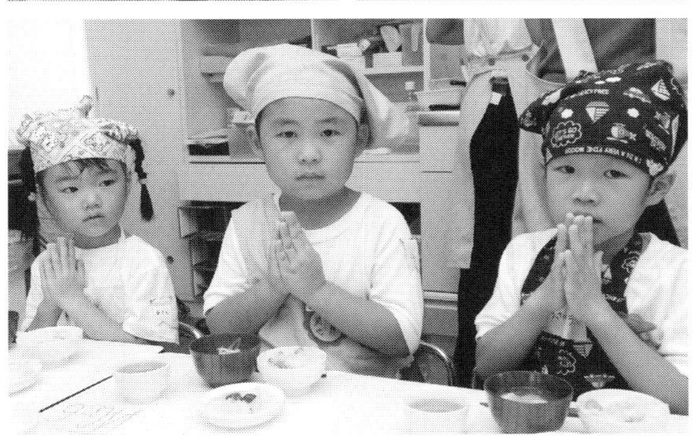

配膳を開始

★肉を入れて煮る　★みそを入れて煮て完成

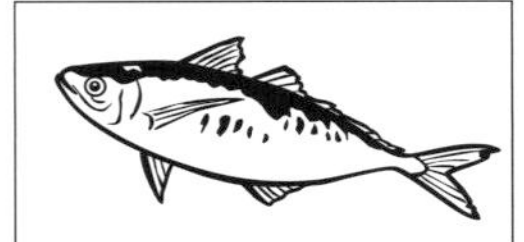

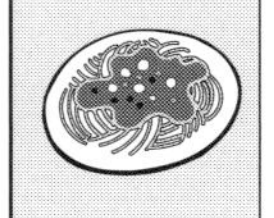

②魚の三枚おろしにチャレンジ！

アジのムニエル・野菜トマトソースパスタ・グリーンサラダ

- サカモトキッチンスタジオ・就学前異年齢　● 2006.9.2
- 準備時間／約60分　● 調理時間／約120分

グリーンサラダ（材料：5人分）

レタス……………1/4玉
スプラウト………1/4パック
す…………………小さじ2
さとう……………小さじ1
オリーブ油………小さじ1/2
しお………………ひとつまみ
しょうゆ…………2～3滴

【使用器具】
キッチンばさみ；5本（人数分）
フライパン：1　フライ返し（小）：2
バット（中）：1

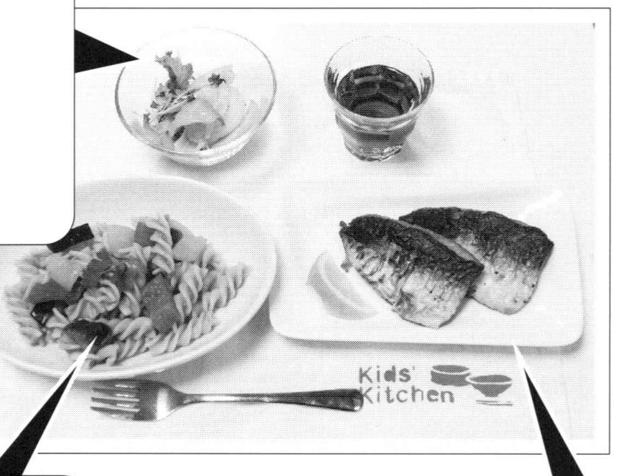

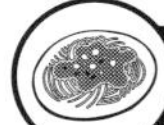

野菜トマトソースパスタ（材料：5人分）

パプリカ（赤・黄）……………各1/6こ
なす………………………………1/4本
ズッキーニ………………………1/4本
玉ねぎ……………………………1/4こ
トマト水煮（缶）…………………1缶（約400ｇ）
ローリエ…………………………1枚
パセリ……………………………少々
オリーブ油………………………大さじ1
にんにく…………………………1/2かけ
しお………………………………小さじ1/2
こしょう…………………………少々
ショートパスタ（フィジリ）…300ｇ
しお（パスタ茹で用）…………大さじ1

【使用器具】
鍋：2　フライ返し：1　ザル：2
ボウル：1　お玉：1

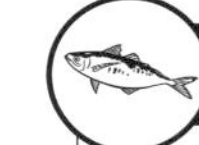

アジのムニエル（材料：5人分）

あじ……………5尾
しお……………小さじ1/2
こしょう………少々
米粉……………大さじ3
バター…………小さじ1
サラダ油………小さじ1
レモン…………1/4こ

【使用器具】
キッチンペーパー：1/4切り30枚
ボウル：大1
ボウル：小1（ドレッシングを混ぜる用）
菜箸トング：1　毛抜き：3本

基本の器具（人数分：包丁・まな板・まな板敷き）（1卓分：菜箸／3組・卓上ゴミ箱／2・切ったもの入れ皿・鍋敷き2）
★コンロの順番▶トマトソース➡パスタを茹でる➡アジを焼く

坂本先生デモ

おはようございます。

夏休みに海にいった人？（はーい）海の中にも、草が生えていたり、お魚が泳いでいたり、いっぱい生き物がいます。どんな動物を知ってるかな？（マグロ、たこ、くじら……）そうだね。今日は、お魚を食べられるようにするお仕事をします。

①魚の説明

これを見てください。このお魚はなんでしょう？（アジ！）みんなよく知ってるね。

ツルツルしてますね。ここがお口、大きいね。お目め、鼻の穴（エー！）、これとこれは泳ぐときにパタパタっとするひれです。尻尾は前に進む力になったり舵を取る役目をします。お魚さんには耳はあるかな？（ない）ないね、でもそれに代わるものがあります。ここのところに、耳の代わりになる側線というのがあります。

虫メガネがありますから、お目めとかお鼻とかを、よーく見てください。

体はツルツルしてるけど、コリコリコリっとこすると、こんなものが取れます。これはうろこといって、お洋服を着ているようにいっぱいついていて、体を守っています。でも、食べるときは堅くておいしくないので、こうして全部取ってしまいます〈尾のほうから包丁の刃を立てて取る〉。

坂本先生デモ＆体験（準備）

今日は、うろこを全部とったアジを料理してもらいます。

これは何かな？（包丁）

以下38ページの包丁とまな板の説明と同じ。

②魚をさばく

では一人１匹ずつ、自分のお魚を料理してもらいます。まず、堅くて食べられないところを切り取ります。

ここに堅一いうろこのかたまり〈ぜいご〉が筋のようになってついています。これは食べられないので取ります。このときは、包丁をちょっと横に傾けてください。魚をしっかり押さえて、こうしてギチギチギチと、うろこがなくなるところまで切ります。最後のところで取れそうにないなと思ったら、はさみでチョッキンと切り取ります。（ウァー、まぐろみたい）そうだね、マグロのよ

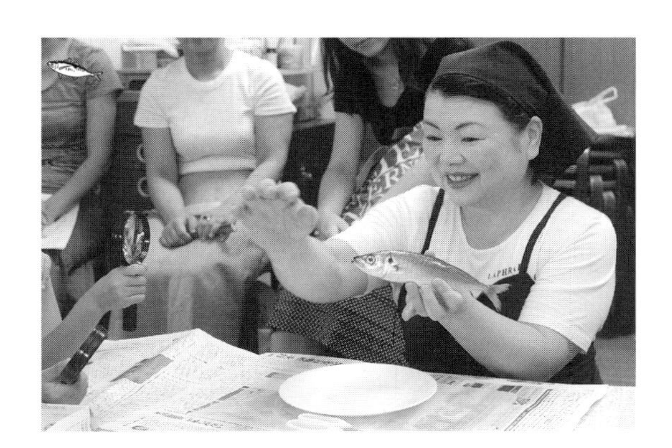

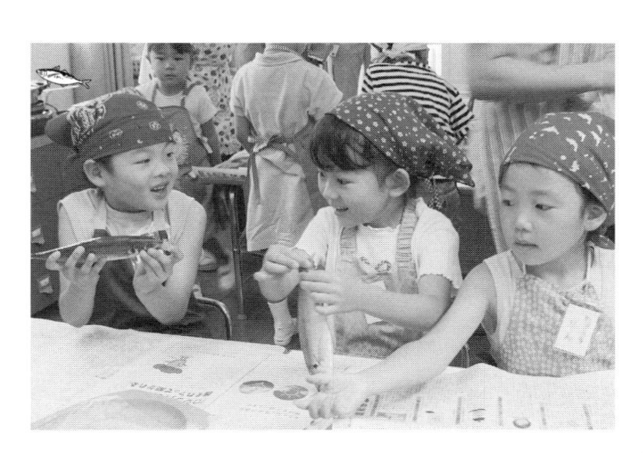

00 min		10 min
先生の動き	魚の説明	
アジのムニエル 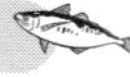	● ● ●	● ● ●
野菜トマトソースパスタ 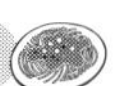	● ● ●	● ● ●
グリーンサラダ 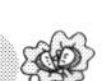	● ● ●	● ● ●

坂本先生デモ＆体験（準備）

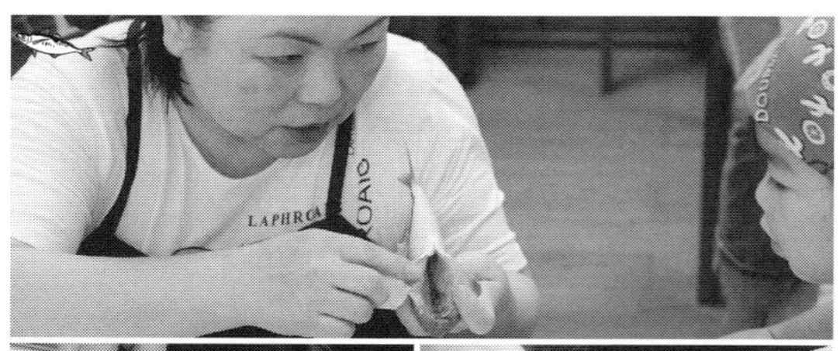

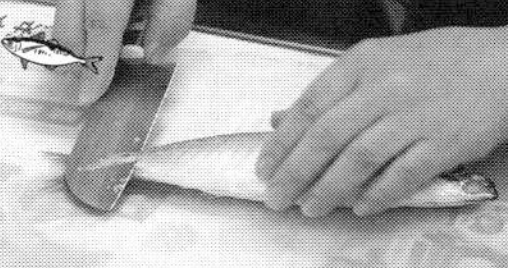

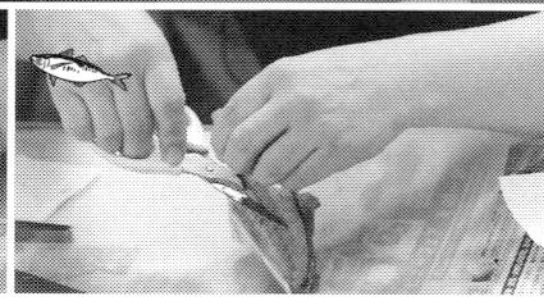

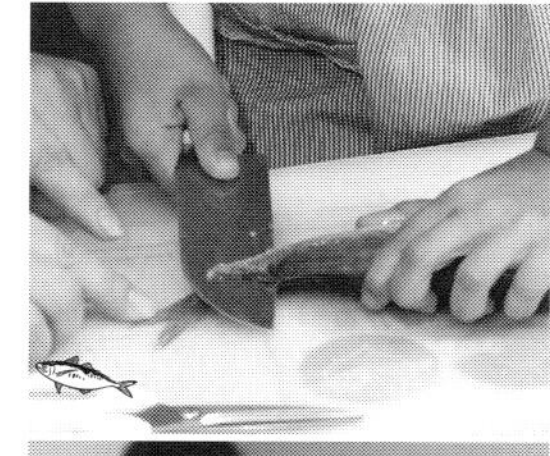

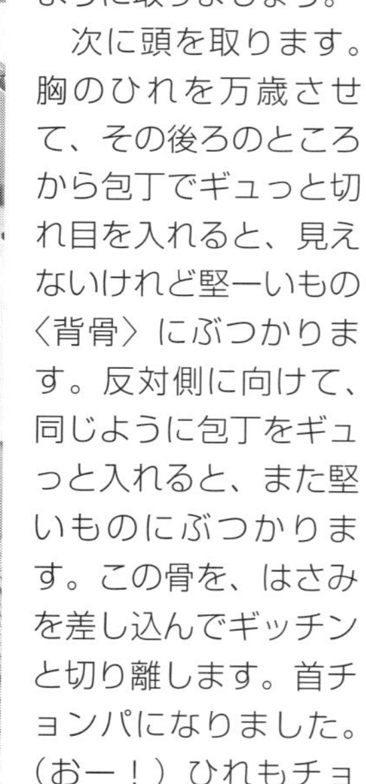

うな赤い肉が見えますね。これは血合いといって、血ができる栄養が入っています。では反対側に向けて、同じように取りましょう。

次に頭を取ります。胸のひれを万歳させて、その後ろのところから包丁でギュっと切れ目を入れると、見えないけれど堅ーいもの〈背骨〉にぶつかります。反対側に向けて、同じように包丁をギュっと入れると、また堅いものにぶつかります。この骨を、はさみを差し込んでギッチンと切り離します。首チョンパになりました。（おー！）ひれもチョッキンと切り取ります。

こんどは、切り口から、お腹をお尻の穴のところまではさみで切り開いてください。そうしたら、小さな紙を用意してあるので、これでこうして中の物を取り出します。（わー、なーにそれ？）これははらわたといって、胃袋や浮き袋などの内臓です。きれいに拭き取ったら、この骨のところに血の袋がついています。この皮をはさみで破って、これも紙で全部拭き取ってください。骨で指をけがをしないように、気をつけてね。これで、お腹の中がきれーいになりました。

次に、この骨を取って身だけにします。ピンと伸ばしたお手てでお魚をしっかり押さえて、お腹の身と骨の間に包丁をぐっと入れ、骨のすぐ上を尻尾のところまでムギュムギュと切り込みを入れます。向きを変えて、背びれのほうにも同じように包丁で切り込みを入れ、ムギュムギュとひっぱて切ります。すると、身が骨から離れたね。でも、離れていないところが残っていたら、はさみでチョッキンチョッキンと切り離します。これで２枚になりました。

骨のついたほうを裏返しにして、さっきと同じ

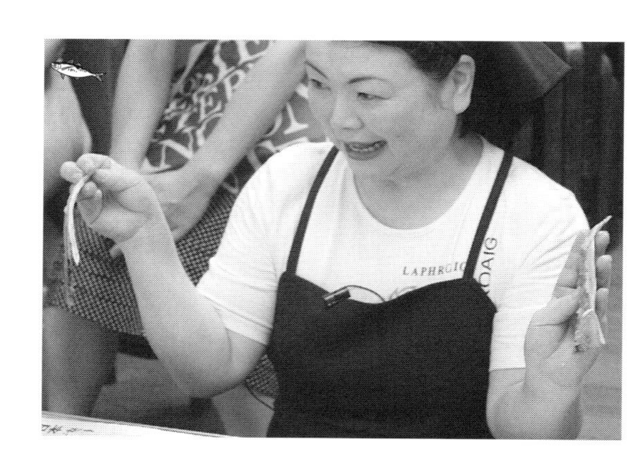

10 min

先生の動き	実習スタート
アジのムニエル 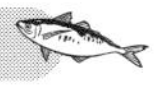	魚をさばく・塩をふる
野菜トマトソースパスタ 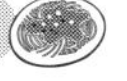	
グリーンサラダ 	

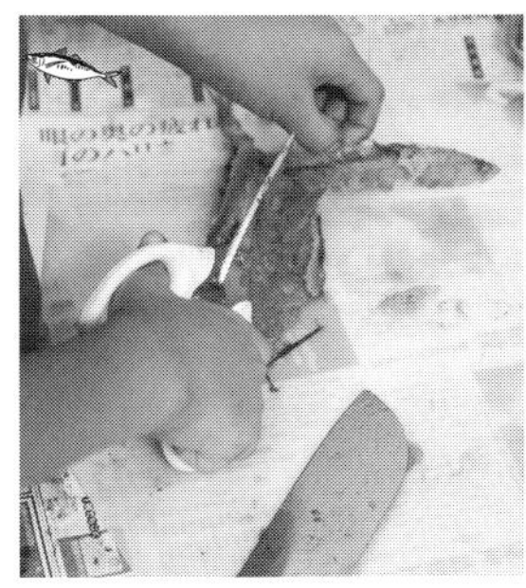

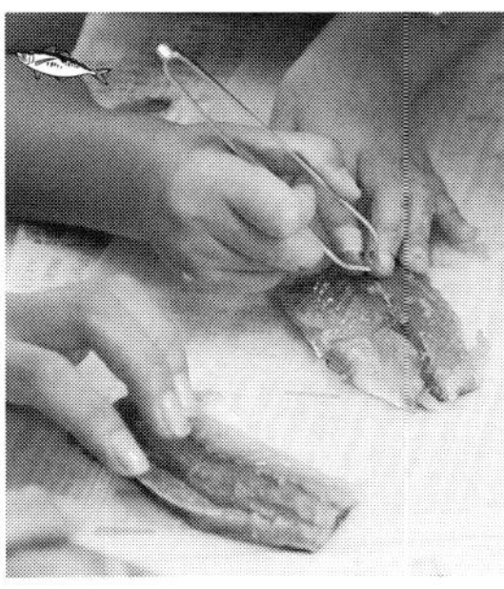

ようにここに包丁を入れ、ムギュムギュと身と骨を切り離します。向きを変えて、背びれのほうも切り離します。くっ付いているところははさみでチョッキンチョッキンと切り離します。これでお魚は３枚になりました。骨のところは食べられないので、ポイします。

切ったところにお指を当てて触っていくと、なんか堅いなーって感じるところがあります。これは、小さな骨〈腹骨〉です。これ何か知ってる？とげが刺さったときに抜く毛抜きっていいます。これで、お指にコツンと当たった小さい骨をはさんでひっぱると、ほらこんな小さな骨が取れました。

真ん中のほうを触ると、ここにも小さな骨が残っています。これも毛抜きにはさんで引っ張り、隠れている小さな骨をみんな取ってしまいます。

これでお魚の準備ができました。

このお魚の肉に、かるーく塩とこしょうをふります。お塩をふるときには、少し高いところからパラパラパラっとふります。お塩がかたまってかからないようにするためです。

では、自分のお魚さんをよーく見てから、お料理を始めましょう。

③野菜トマトソースパスタを作る

さあ、これからお野菜のトマトソース入りのパスタを作ります。

ここにいろんなお野菜があります。いろんな色のお野菜がありますね。これは？（なす）これは？（きゅり）そう、きゅうりみたいに見えるけど、これはズッキーニっていって、うりの仲間です。これは？（玉ねぎ）……これから、これを料理します。

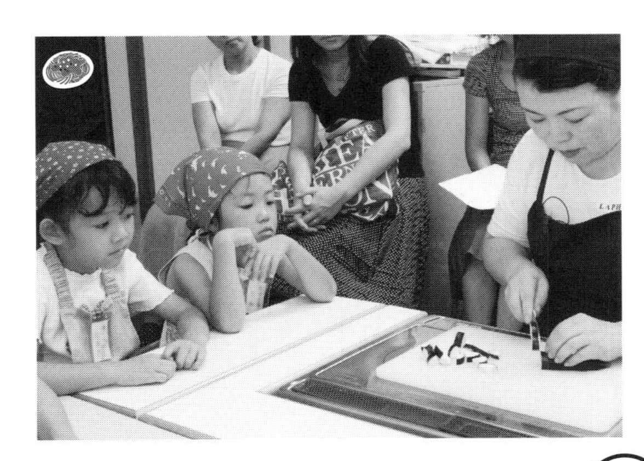

25 min　台をきれいにする／トマトソースパスタの説明　30 min

手を洗う、魚は冷蔵庫へ

これは何かな？（包丁）
以下、38ページの包丁とまな板の説明を復習する。

まず、ズッキーニを小さく切ります。しっかり押さえて、ねこちゃんのお手てで切ります。
以下、39ページのねこちゃんのお手ての説明と同じ。

トントントンと切って、一番はしっこは堅くて食べられないのでポイします。
なすも同じように小さく切ります。ヘタのところはポイします。
これは何かな？（ピーマン）そう、まずピーマン〈2分の1に切ったもの〉のへたと種を取ります。種を取るときには、こうして中側に取ります。外側に取ると、たくさん取れてしまいますからね。

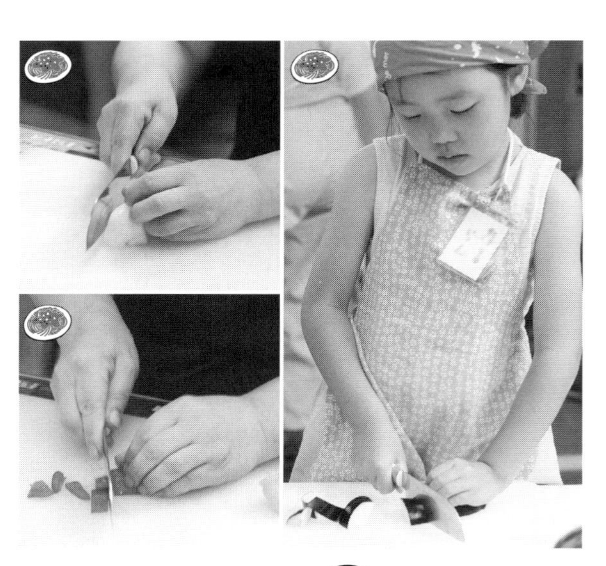

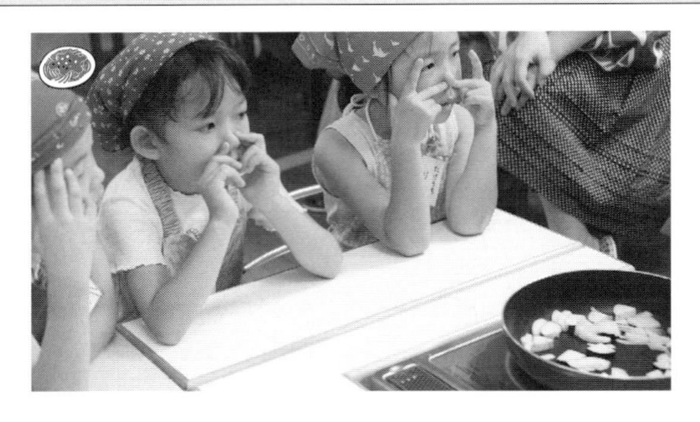

これを裏側にして、ねこちゃんのお手てで小さく切ります。ちょっと大きいかなと思ったら、もう一度半分に切ります。
これは何かな？　そう、玉ねぎ〈2分の1に切ったもの〉です。これも小さく切ります。皮をむいて、茶色のところはポイします。はしっこのところは切ってポイします。平らなところを下にして、ギュギュって切っていきます。最後のところは、お手てをピンと伸ばして、包丁を押すようにして切ります。
これは何でしょう？（にんにく）そう、にんにくの薄い皮をむきます。むけたら、半分に切ります。
これで全部切れました。

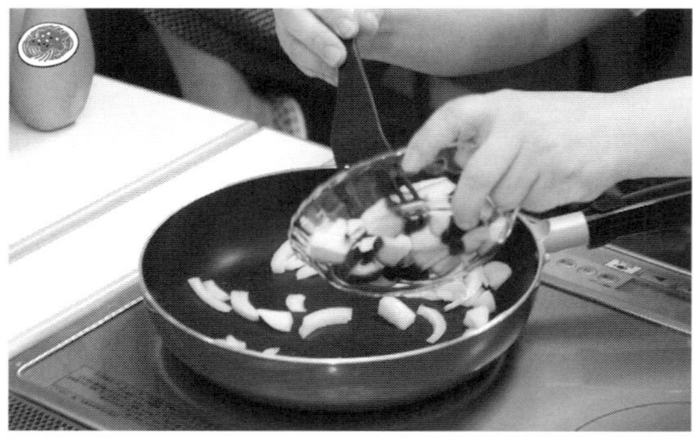

	30 min	40 min
先生の動き	サラダの説明	実習（★コンロ2個バージョン）
アジのムニエル 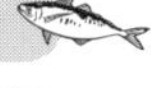		
野菜トマトソースパスタ 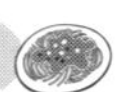		★1 お湯をわかす
グリーンサラダ 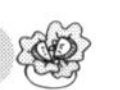		

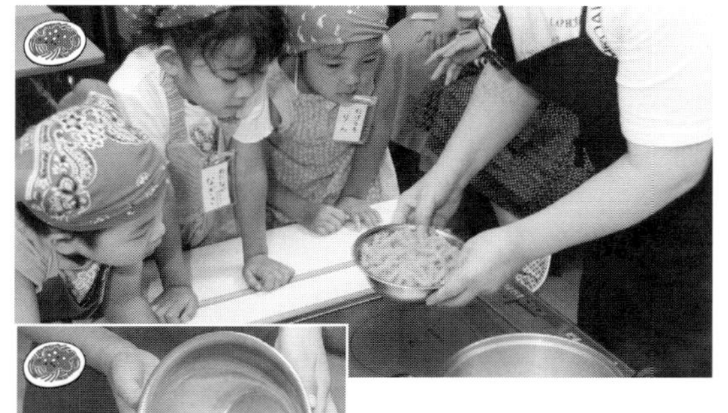

次にフライパンにオリーブオイルを入れて、火にかけます。ここに、さっき2つに切っておいたにんにくを入れて、炒めます。小さく切って入れてもいいんだけど、臭いが強くて食べられない人もいるので、今日は食べたくない人は食べなくてもいいようにしておきました。

いい香りがしてきたら、にんにくを取り出し、玉ねぎを小さく切ったものを入れて、炒めます。ズッキーニとなすも入れちゃいます。

ここで、トマトのソース〈水煮缶〉を入れますが、大きなものは、この〈ボウル〉の中で、はさみでチョッキンチョッキンと小さくします。これも一緒に入れます。

これはローリエといって、食べられないけど、臭いのするものを入れます。

ここにお塩を入れて、まぜまぜします。

ズッキーニやなすがやわらかくなったら、ピーマンを入れて混ぜます。火が通ったら、これでトマトソースのでき上がりです。

パスタって知ってるかな？（知ってる）これもパスタだよ〈ショートパスタ〉。このままでは堅くて食べられないので、これからゆでます。

お湯をたっぷり沸かしました。この中にお塩を入れます。すると、ブクブクブクって煮立ちます。

この中に、パスタをドバっと入れます。そのままほったらかしておくとくっついちゃいますから、初めだけまぜまぜしてください。これから10分間ゆでます。

④グリーンサラダを作る

次は、サラダを作ります。

これ何か知ってるかな？（細ーい、クローバ

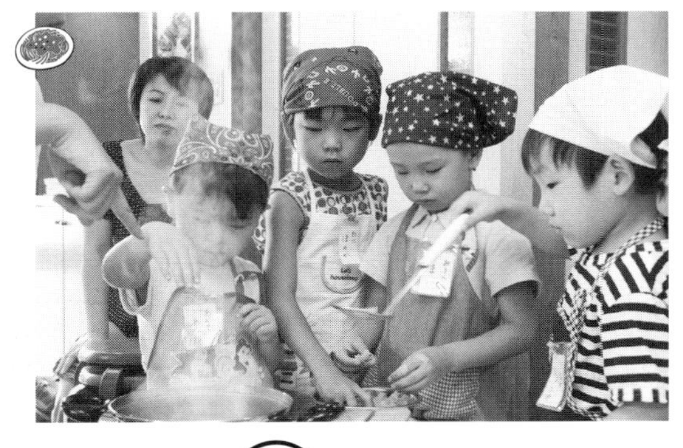

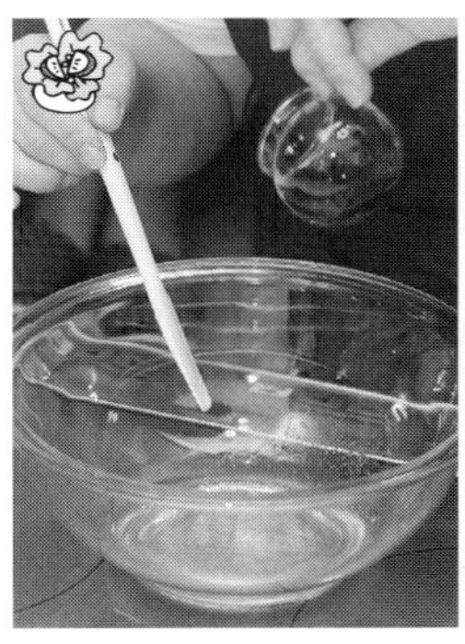

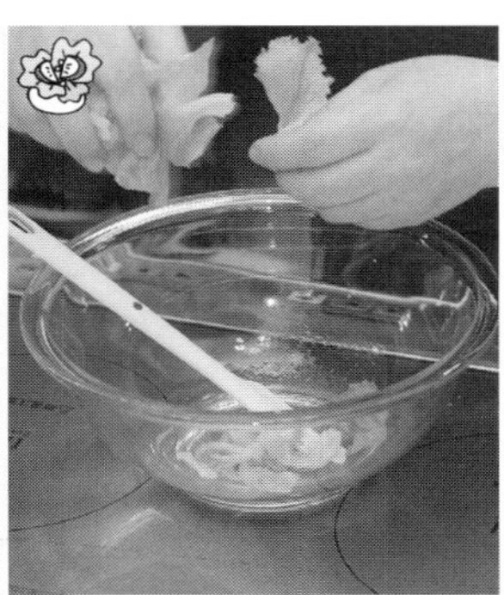

50 min

60 min

★₁ パスタをゆでる

野菜を切る

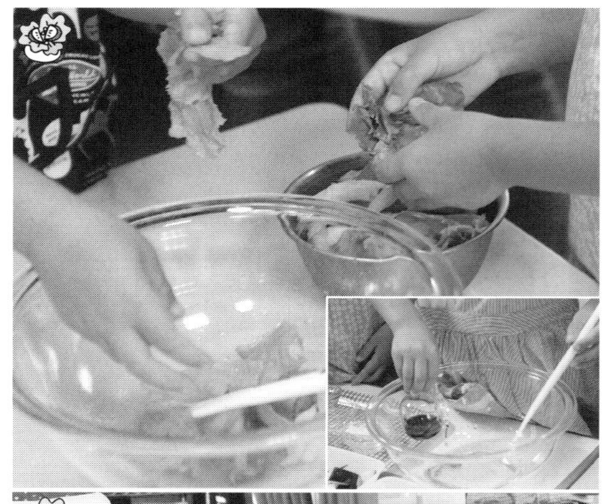

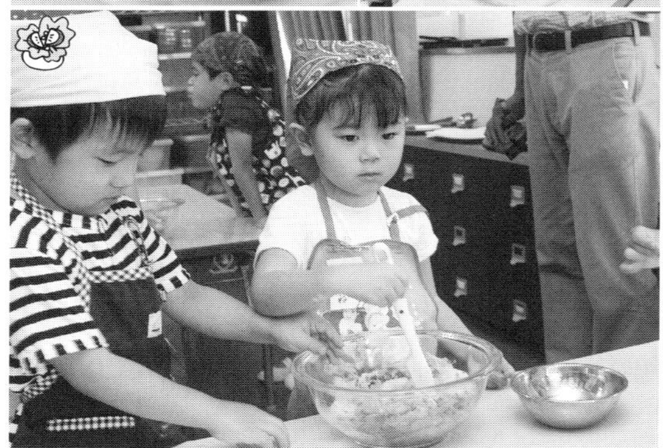

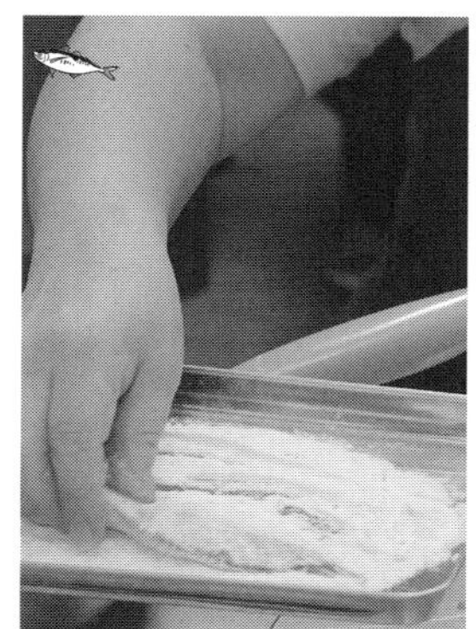

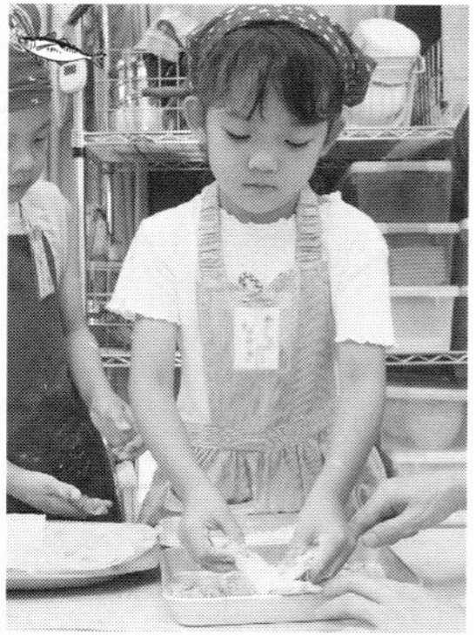

ー？）これは、お野菜の赤ちゃんです。お野菜の種から芽が出てきたときに摘み取った、スプラウトといいます。

まずドレッシングを作ります。ボウルにお塩とお砂糖を入れます。ここに、お酢とオリーブオイルをザーっと入れて、まぜまぜします。

このレタスは、食べやすい大きさにちぎります。このレタスとプラウトをドレッシングの中に入れて、まぜまぜします。はい、これでグリーンサラダのでき上がりです。

⑤アジのムニエルを作る

さあ、さっき3枚におろしたアジをムニエルというお料理にします。

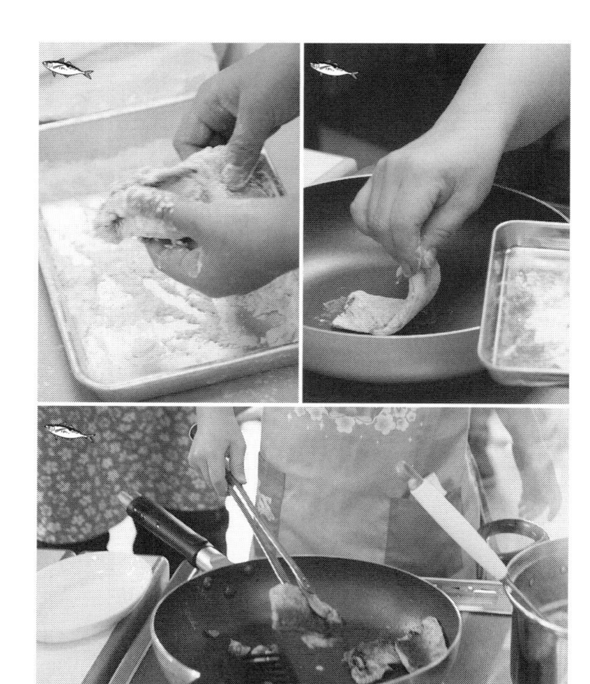

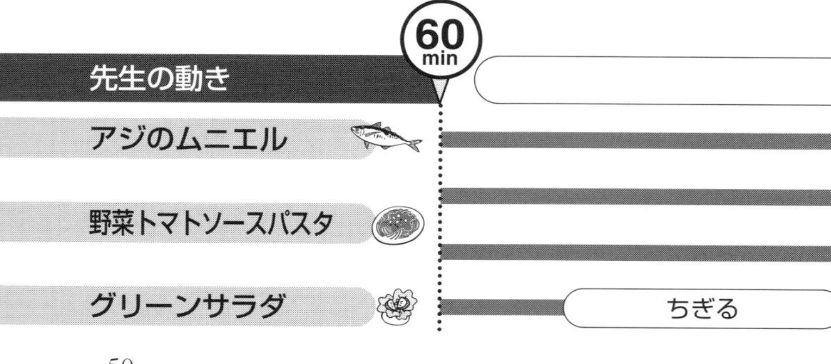

坂本先生デモ＆体験

まず、これに粉をつけます。今日は、小麦粉ではなくて、お米の粉を使います。（えー？）お粉の中にペッタンコ、裏返しにしてペッタンコとつけて、真っ白になったら、余分なお粉ははたいて落とします。

フライパンに油を入れます。お粉のついた魚は、皮のほうを下にしてフライパンに入れます。お魚は、あまり動かすとバラバラに崩れてしまうので、入れたら、堅くなるまでジーっと我慢しましょう。裏が白くなってきたら、お魚が焼けてきた証拠です。さあ、ひっくり返します。（うおー！）バターも入れるんですが、バターはとっても焦げやすいので、最後に入れましょう。バターが溶けていくと、おいしくなるよー。（パンみたいな、いいにおい！）いい香りだね。焼けたら、はいこれでアジのムニエルはでき上がり。

これをお皿に取って、食べるときにちょっと酸っぱい味〈レモンかすだち〉をつけましょう。

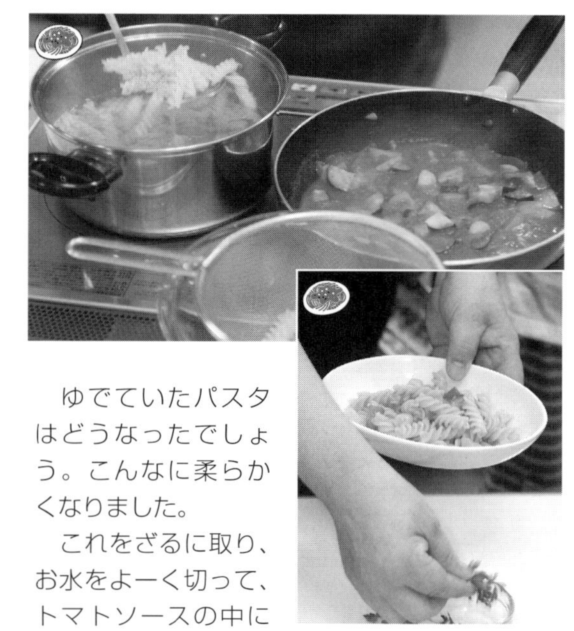

ゆでていたパスタはどうなったでしょう。こんなに柔らかくなりました。

これをざるに取り、お水をよーく切って、トマトソースの中に入れます。そして、よくまぜまぜします。これで、野菜トマトソースパスタのでき上がりです。

完　　成

これを、食べられるだけお皿に盛りつけ、パセリを乗せましょう。（おいしそう！）

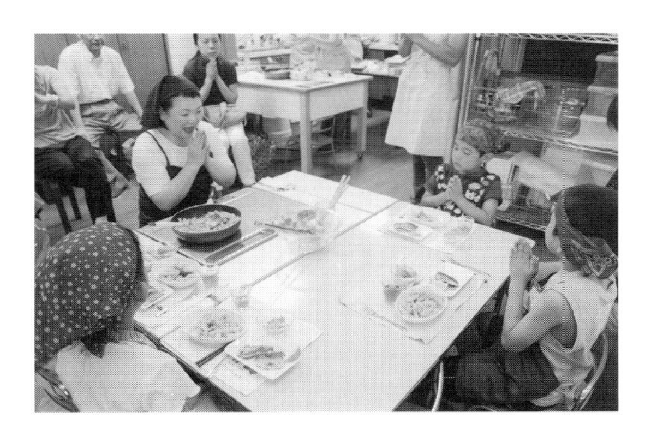

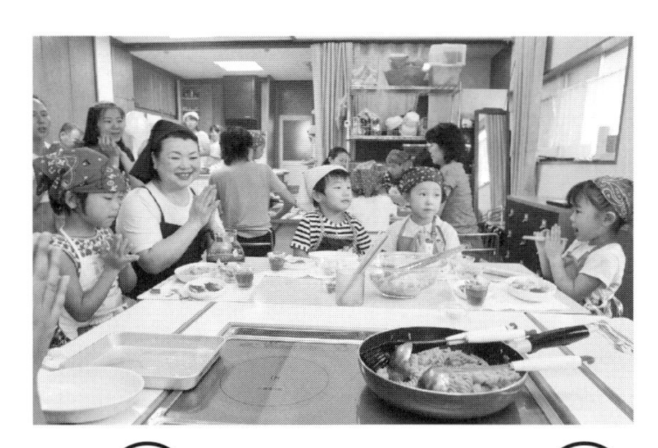

80 min

85 min

配膳を開始

★1 焼いて完成

★2 混ぜて完成

混ぜて完成

みんなでいただきます

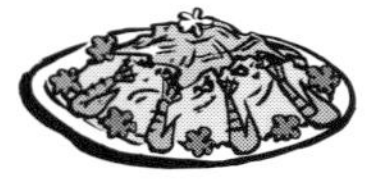
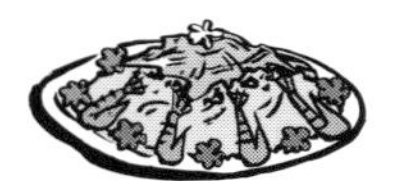
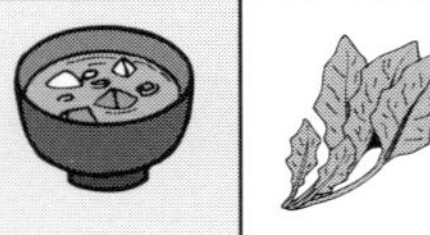

③ちらしずし

ちらしずし・ほうれん草のごま和え・豆腐のすまし汁

- キッズ・キッチン　イン　トーキョー（スイッチステーション新宿）
- 2006.3.11　● 準備時間／約60分　● 調理時間／約120分

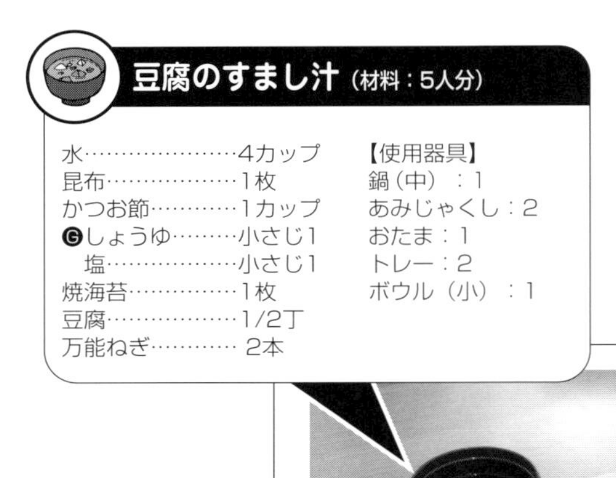

豆腐のすまし汁（材料：5人分）

水……………………4カップ
昆布…………………1枚
かつお節…………1カップ
Ⓖしょうゆ………小さじ1
　塩…………………小さじ1
焼海苔……………1枚
豆腐…………………1/2丁
万能ねぎ………… 2本

【使用器具】
鍋（中）：1
あみじゃくし：2
おたま：1
トレー：2
ボウル（小）：1

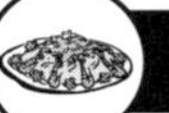

ちらしずし（すしめし）（材料：4人分）

米…………………………3カップ
水…………………………3と1/3カップ
Ⓐ塩………………………小さじ1
　昆布（3cm×5cm）…1枚
　酒………………………大さじ1
Ⓑ合わせ酢
　酢………………………大さじ5
　砂糖……………………大さじ5

【使用器具】
炊飯器：1　しゃもじ：1　ボウル大：1
ボウル小：1

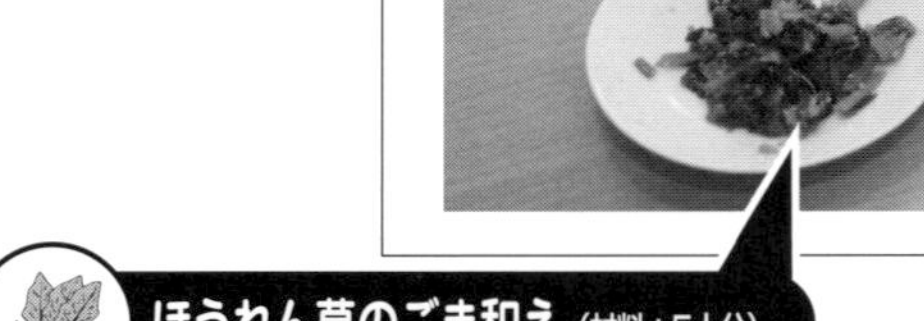

ちらしずし（具）（材料：4人分）

わかめ（乾）…………5g
ちりめんじゃこ……20g
Ⓒしょうゆ…………小さじ2
　砂糖………………小さじ1
きゅうり……………1本
Ⓓ塩…………………小さじ1/2
　水…………………大さじ1
にんじん……………1本
Ⓔ塩…………………小さじ1/6
　みりん……………大さじ1
　出し………………1/4カップ
卵……………………2個
　塩…………………ひとつまみ
　砂糖………………小さじ1
油……………………小さじ1/2

【使用器具】
鍋（小）：1　フライパン：1　トレー：1　皿
ボウル（小）：1　ピーラー：1　フォーク：1

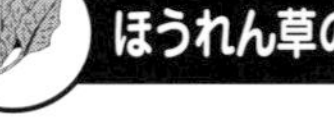

ほうれん草のごま和え（材料：5人分）

ほうれん草……………300g
Ⓕごま…………………大さじ2
　砂糖…………………大さじ1
　しょうゆ……………大さじ1/2

【使用器具】
鍋（中）：1　すり鉢：1　すりこ木：1
ボウル（冷水用）：1　トレー（小）：1
ゴムベラ：1　トング：1

基本の器具（人数分：包丁・まな板・まな板敷き）（1卓分：菜箸／3組・卓上ゴミ箱／2・切ったもの入れ皿・鍋敷き2）
コンロの順番▶ わかめ、ちりめんじゃこを煮る➡にんじんを煮る➡いり卵をつくる➡ほうれん草をゆでる➡だしをとる➡すまし汁をつくる

ちゃんとしたキッチン形式の場所がある場合

ちゃんとしたキッチン形式の場所を使用し、水場、火口が複数あり、スタッフの数も多い場合の例です。献立的には次の「シェフ一年生」と重なる部分がありますが、設備が違うので使用する器具が変わってきます。

ちらしずしはすし桶を使い、ごま和えはすり鉢・すりこ木などを使いますので、プログラムの中に伝統的な調理器具の使い方を組み込むことができます。さらに水場があるので、あと片付けの経験もしてもらうことができます。後片づけのときは、洗うスポンジを子どもの手に合わせて小さく切り、台は高めの踏み台を置きます。

食育献立の中の豆腐の手の上切りは、子どもがこんなに難しいことをやってみようと挑戦し、「できた！」という達成感をしっかりを持てるよいメニューです。鋭利な刃物でも注意深く扱えば決して危険なものではないということ、五指・五感を通じて刃物のコントロールを学ぶのにも最適です。

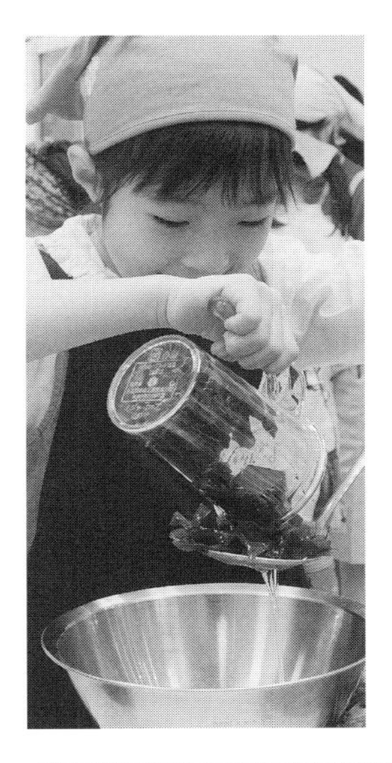

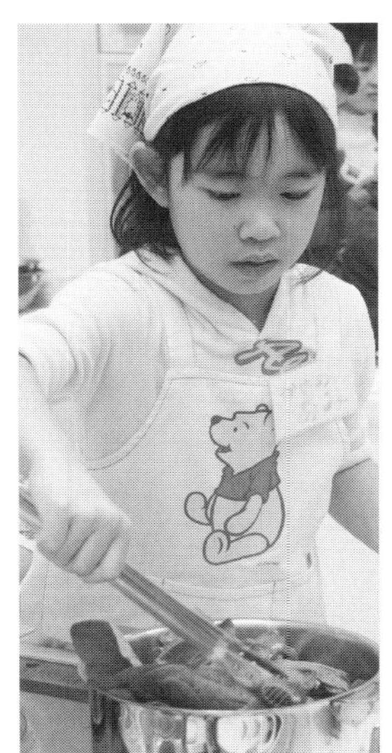

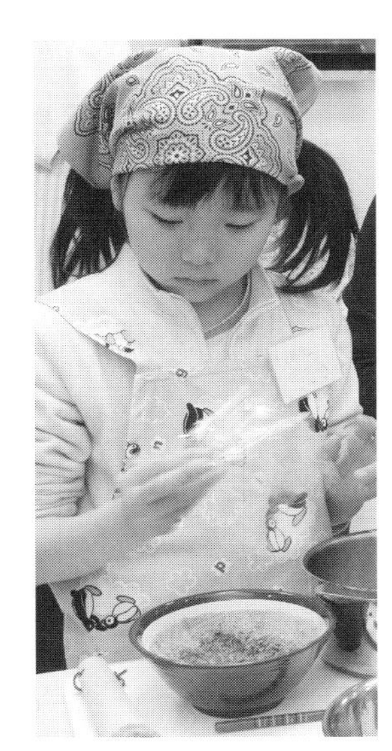

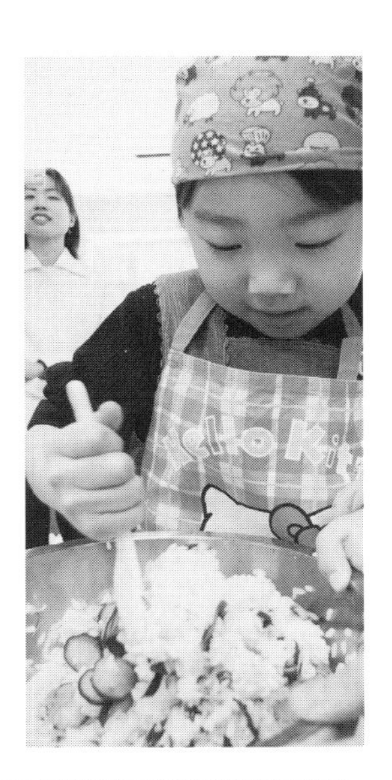

ちらしずし

①わかめを戻す
②昆布を水につける
③わかめ・ちりめんじゃこⒸで煮る
④きゅうりは薄切りにしてⒹにつけ絞る
⑤にんじんをⒺで煮る
⑥卵をいり卵にする
⑦合わせ酢を作る
⑧具を混ぜ合わせて、ちらしずしに

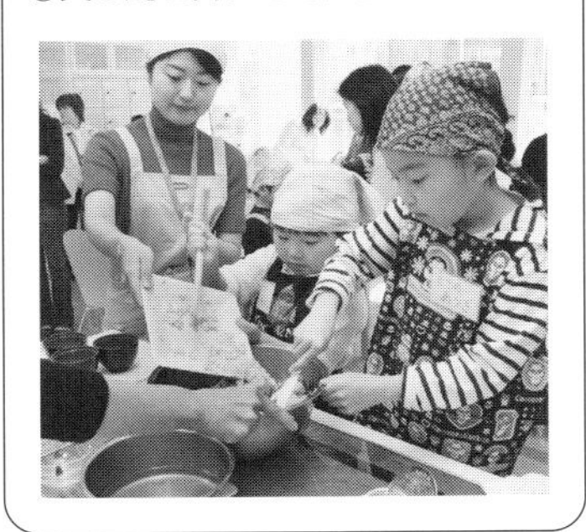

ほうれん草のごま和え

⑨ほうれん草ゆでて、冷水にとり、絞って切る
⑫ごまをあたりⒻで味付けて和える

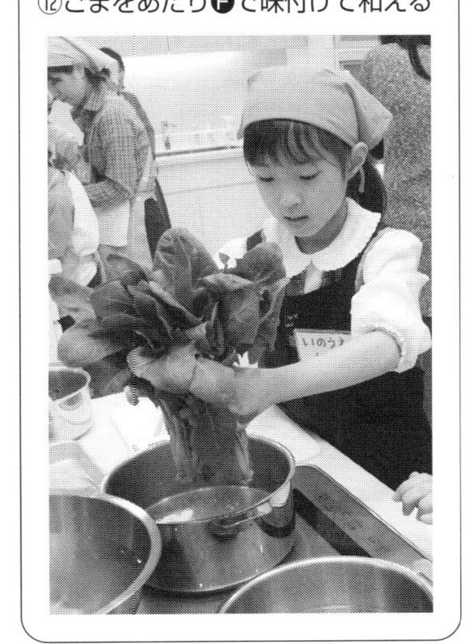

豆腐のすまし汁

⑩②に点火する
⑪ねぎを切る
⑬昆布取り出しかつお節入れ・こす
⑭Ⓖで味付けする
⑮豆腐を切って入れ、煮る
⑯ねぎ・のりを入れてそそぐ

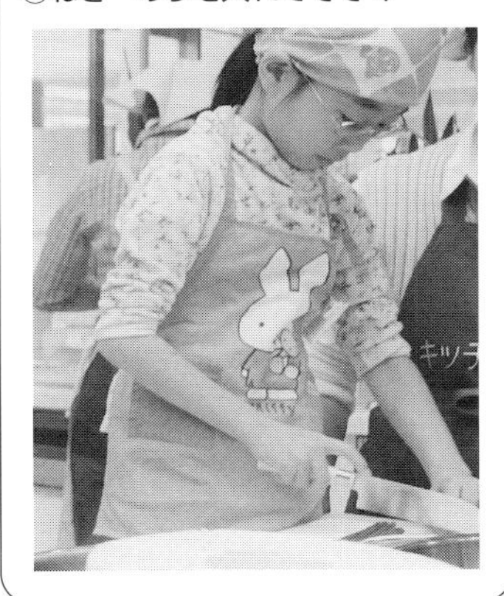

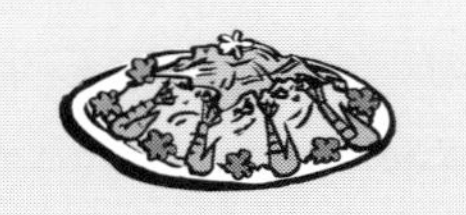

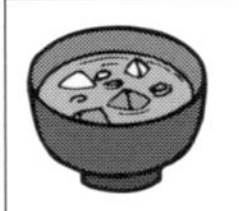

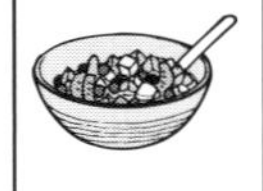

④シェフ一年生 夏休み料理教室

黒豆ちらし・豆腐ととろろ昆布のすまし汁・五色みつまめ

●キッズキッチン（ふじっこフージングホール）
●2006.7.27　●準備時間／約60分　●調理時間／約120分

黒豆ちらし（すしめし）（材料：5人分）

米…………………3カップ
水…………………3と1/3カップ
煎り黒豆…………1/4カップ
昆布………………3cm×5cm
塩…………………小さじ1
酒…………………大さじ1

合わせ酢
　酢………………大さじ5
　砂糖……………大さじ5

【使用器具】
炊飯器：1　しゃもじ：1
ボウル大：1　ボウル小：1

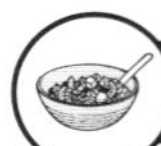

五色みつまめ（材料：5人分）

寒天（棒）……………1本
水……………………3カップ
黒みつ
　黒砂糖………………50g
　水……………………50cc
白花豆…………………20g
黒豆……………………20g
とら豆…………………20g
きんとき………………20g
うぐいす豆……………20g

【使用器具】
ボウル：1　鍋：1　平らな容器：大小各1　寒天つき：1　トレー（小）：1

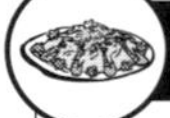

ちらしずし（具）（材料：5人分）

エビ………………10尾
ⓐ酒………………大さじ1
　水………………大さじ1
わかめ（乾）………5g
ちりめんじゃこ…20g
ⓑしょうゆ………小さじ2
　砂糖……………小さじ1
きゅうり…………1本
ⓒ塩………………小さじ1/2
　水………………大さじ1
にんじん…………1本
ⓓ塩………………小さじ1/6
　みりん…………大さじ1
　出し……………1/4c
卵…………………2個
ⓔ塩………………ひとつまみ
　砂糖……………小さじ1
油…………………小さじ1/2

【使用器具】
鍋（小）：1
フライパン：1
トレー：1
ボウル（小）：1
ピーラー：1
フォーク：1

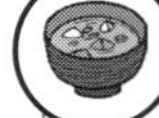

豆腐ととろろ昆布のすまし汁（材料：5人分）

水……………………………4カップ
昆布（3cm×5cm）…………1枚
かつお節……………………1カップ
しょうゆ……………………小さじ1
塩……………………………小さじ1
きぬこし豆腐………………1/2丁
とろろ昆布…………………5g
万能ねぎ……………………2本

【使用器具】
鍋（中）：1　あみじゃくし：2
おたま：1　トレー：2　ボウル（小）：1

基本の器具（人数分：包丁・まな板・まな板敷き）（1卓分：菜箸／3組・卓上ゴミ箱／2・切ったもの入れ皿・鍋敷き2）
コンロの順番▶いり卵をつくる➡えびをゆがく➡だしをとる➡ごはんを炊く

イベント形式の子ども料理体験の場合

広い会場で水場もなく、スタッフ数も少ないところでするイベントでの献立の一例です。

洗い場がない場合でも、食器をお弁当形のもを使用すると、衛生面でも安心です。また食べ終わったら、プレゼントという形式で持ち帰ってもらうと、スタッフの負担を少なくすることができます。

ちらしずしは、具がいろいろあり、材料を切ったり、卵を焼いたりといった体験が含まれます。卵を均等に小さく焼くのは子どもにはなかなか難しいのですが、ここでは一旦いり卵をつくり、それを皿に載せてフォークで潰すことによりきめ細かないり卵になります。作り方が大人と一緒にはならなくても、一工夫することでそん色なくつくることができます。

ここでは寒天を天つきを使ってトコロテン状に押し出し、自分の分を自分の手でつくります。子どもの料理の単発イベントの場合には特に、日常とは違ったサプライズ（驚き）を入れると印象に残りやすく、達成感も増すしかけになります。どんな状況であってもインスタントに頼らず、献立はご飯、おかず、汁物の家庭料理の基本形を入れるようにしています。

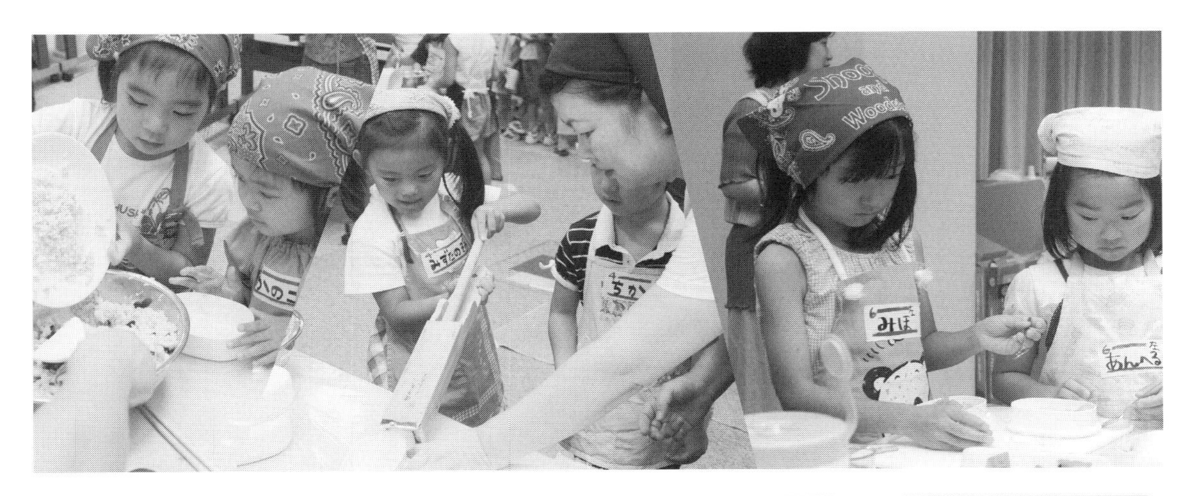

ちらしずし

【すしめし】
①米は洗ってざるにあげ水気を切る。分量の水と煎り黒豆と昆布を加えて30分以上おく。
②塩・酒を加えて炊く。
③合わせ酢の材料を合わせておく。
④炊き上がったら10分蒸らし昆布を取り出し、すし桶にあける。
⑤合わせ酢を全体にかけ、しゃもじで切るように混ぜてすし飯を作る。

【具】
①卵は、割りほぐしてⓔの調味料を加えてよく混ぜておく。フライパンに油を敷き、いり卵にする。皿に取りフォークでつぶして小さくする。
②えびは，ⓐの調味料でゆがいて、殻を取り二つに切る。わかめ・ちりめんじゃこⓑ、にんじんⓓも下味をつけて煮る。
③きゅうりは、ピーラーで皮をしまもようにむき、薄切りにしてⓒのたて塩につける。しんなりしたら、水をぎゅっと絞っておく。
④あたたかいすし飯に、①・②・③の具を合わせて出来上がり。

豆腐ととろろ昆布のすまし汁

①鍋に水を入れて、昆布をつけて、昆布が大きくなったら、弱火で温めて取り出す。
②かつお節を入れてさっとひと煮たちさせて、火を止め沈んだらこす。
③しょうゆと塩で味をつける。
④万能ねぎは小口切りにする。
⑤きぬこし豆腐は、手の上で切り、①に加えてひと煮たちさせる。
⑥器にとろろ昆布を入れ、⑤をそそいで、ねぎを散らす。

五色みつまめ

①寒天はボウルに入れた２カップの水（分量外）につけて戻しておく。ふにゃふにゃになったら、ぎゅうっと水気を絞る。
②鍋に水３カップと①の寒天を入れて混ぜながらゆっくり煮溶かす。全部とけたら四角で平らな容器に入れて冷やし固める。
③寒天を容器からだし１㎝角に切る（寒天つきを使ってもよい）
器に寒天と五色の豆を盛り、好みによって黒蜜をかける。

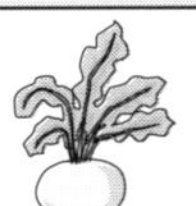
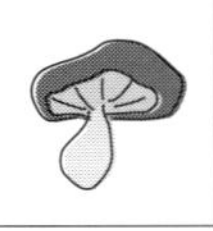

⑤ＭＩＬＫの冒険

きのこのグラタン・カブの洋風ポトフ・チーズカナッペ

●キッズキッチン　ちびっこクラス（サカモトキッチンスタジオ）
●2004.11.20　●準備時間／約60分　●調理時間／約120分

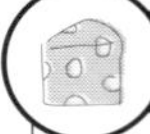

ホエードリンク（材料：5人分）

カッテージチーズのこし汁（ホエー）……2カップ
はちみつ……………………………大さじ5

【使用器具】
マドラー：1

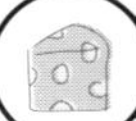

チーズカナッペ（材料：5人分）

牛乳……………1リットル
レモン汁………大さじ2～3
クラッカー、またはフランスパン

【使用器具】
鍋（中）：1　フライ返し（まぜ用）
手ざる：1
キッチンペーパー

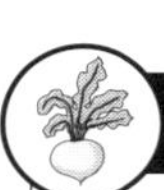

カブの洋風ポトフ（材料：5人分）

豚肉ブロック…200g
かぶ……………2本
人参……………1/2本
りんご…………1/2こ
水………………4カップ
ホエー…………100cc
塩………………小さじ1と1/2

【使用器具】
鍋（中）：1

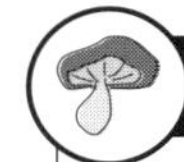

きのこのグラタン（材料：4人分）

マカロニ……………120g
エビ…………………12尾
たまねぎ……………1/2こ
しめじ………………100g
塩……………………小さじ1
こしょう……………少々
バター………………小さじ1
ⓐ上新粉…………50g
牛乳……………4カップ
チーズ………………大さじ2
パン粉………………大さじ1

【使用器具】
鍋（中）：1
フライパン：1
オーブン

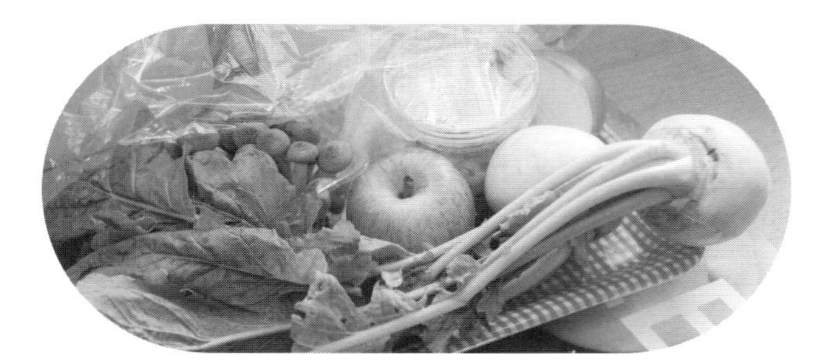

基本の器具（人数分：包丁・まな板・まな板敷き）（1卓分：菜箸／3組・卓上ゴミ箱／2・切ったもの入れ皿・鍋敷き2）
コンロの順番▶マカロニをゆがく➡グラタンの具を炒める➡ポトフを煮込む➡牛乳を温める

科学にも目を向けてもらうプログラム

ここでは牛乳をテーマに、発見がいっぱいになるように献立を組みました。

まず「牛乳はなぜ白いの？」「お空の雲と同じで、牛乳の中の粒々に光が当たるので白く見えるんだよ。白く見える粒々を取り出してみようか？」ということで、牛乳の中のたんぱく質などを酸で凝集させるカッテージチーズを作りました。固まった部分だけを見がちですが、こし取った液もただの水ではなく、牛乳の一部であり、栄養もあるのです。

カッテージチーズを作るときは、温度が高すぎるとボソボソになってしまうので、冷たいうちに酸であるレモン汁を加えてゆっくりと弱火で温めます。温めてから酸を入れる方法が一般的ですが、これまでの例から失敗が多いのでこのように作り方を変えました。固まる力が弱く、きちんと分離しなければ酸（レモン汁）を追加してください。ホエーも飲むので、酸にはレモン汁（または柑橘の汁）を使います。

ただ料理だけでなく科学の面にも目を向けてもらうためのプログラムです。

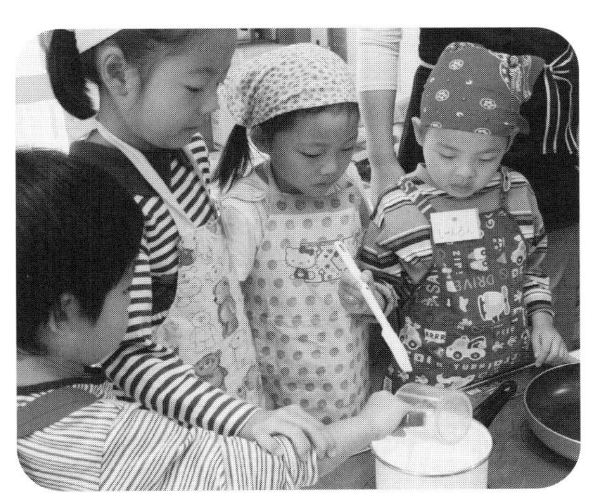

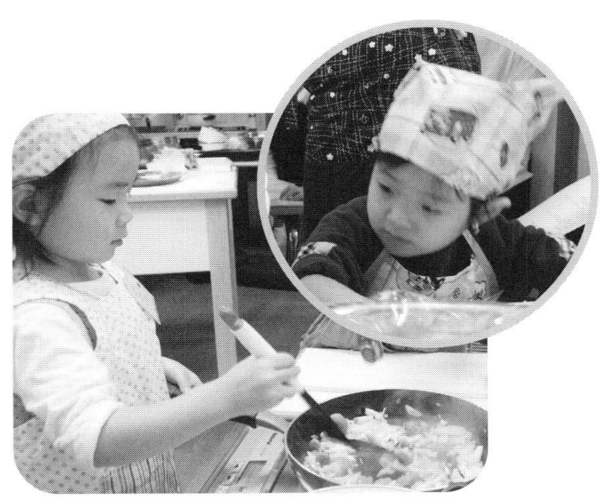

きのこのグラタン

①マカロニは、湯に入れて、表示通りゆでる。
②たまねぎは、粗みじん切りにする。
③しめじは根元を切っておく。
④エビはカラをとりブツ切りする。
⑤フライパンにバターを入れて火にかけ、たまねぎ、エビ、きのこを火が通るまで炒める。
⑥①のマカロニを入れ、塩、こしょうをする。
⑦ⓐをまぜ、⑤に加え、さらに煮る。
⑧とろみがでたら、バターをぬったグラタン皿に入れ、チーズ・パン粉をふる。
⑨220℃に予熱をかけたオーブンで焦げ目がつくまで、約20分焼く。

カブの洋風ポトフ

①かぶの皮をむき、食べやすい大きさに切る。
②葉も細かく切っておく。
③人参の皮をむき、薄切りにする。
④りんごは、しんをとり、うすめに切る。
⑤豚肉は、食べやすい大きさに切る。
⑥なべに、ホエーと水、①③④を入れて煮る。
⑦⑥に塩で味をつけ、かぶの葉を入れ、温める。

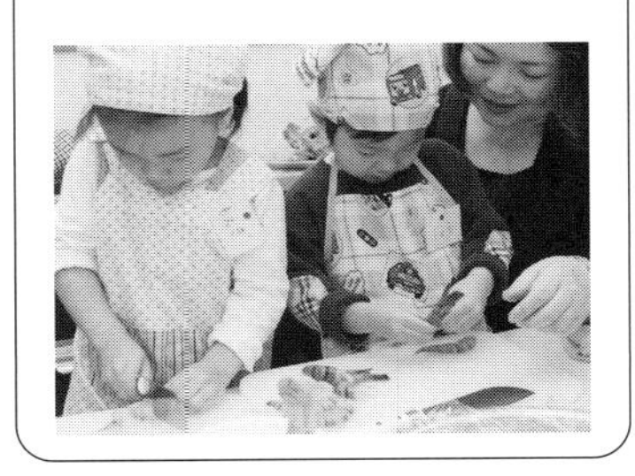

チーズカナッペ・ホエードリンク

①牛乳1リットルにレモン汁を入れ、鍋に入れ、ゆっくりと混ぜながら温める。（ふっとうさせない！）
②手ざるに、キッチンペーパーをしいて、こす。
→ カッテージチーズとホエーに分かれる。
③クラッカーやパンに③をのせて、カナッペに！
ジャムをそえてもおいしいよ♪
④ホエーにはちみつを加えて混ぜる。

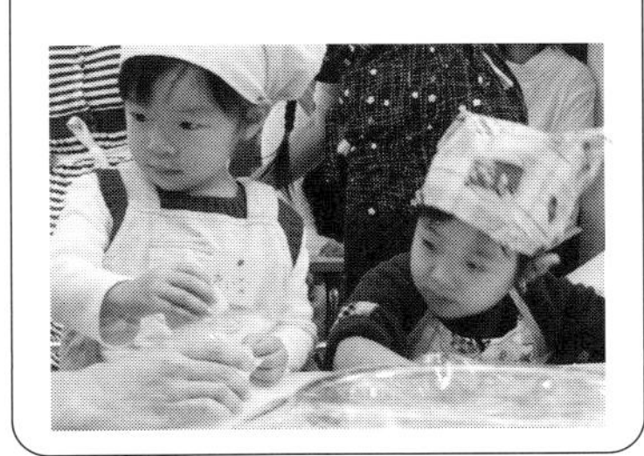

KidsKitchen

Ⅲ 理論編 五感で学ぶハンズオン食育とは何か

近年、「食育」という言葉が広まってきました。食べ物が絡めばなんでも食育といわれがちですが、食は机上の空論ではありません。実際の五感体験、五指体験を抜きに食育を語ることはできません。ここでは、日本の文化と切り離せない日本の食育の原点を歴史的に振りかえり、世界の食育の現状を知り、日本の食育現状と照らし合わせながら、食育のあり方を探るための例を取り上げています。そこから、私たちが進めてきたキッズキッチンのそもそもの意味が浮かび上がってくるはずです。

1．食育基本法が制定されたが

食をめぐる現状に対処し、食育を国民運動として推進するために、食育基本法が2005年の6月に制定されました。

食育基本法は、食育を「生きる上での基本であって、知育、徳育及び体育の基礎となるべきもの」と位置付けるとともに、「様々な経験を通じて『食』に関する知識と『食』を選択する力を習得し、健全な食生活を実践することができる人間を育てる食育を推進する」とうたっています。その主な内容は、以下の通りです。

○国・地方公共団体等関係者の責務
○食育推進会議（会長：内閣総理大臣）による基本計画の策定
○地方公共団体による推進計画の策定
○家庭、学校、地域等様々な分野における基本的施策

この食育基本法に基づいて、2006年度から2010年度までの5年間の食育基本計画が策定されました。その概要を、内閣府のリーフレットの中から次の頁に抜粋しておきます。

しかしながら、実際にはこの取り組みは始まったばかりです。「食育」という言葉が一人歩きし、食育という看板さえつければ「それでオッケー」という傾向もなきにしもあらずで、なかには「これでほんとに食育なの」と首をかしげるものも少なくありません。そうしたなかで、私たちキッズキッチン協会は、子どもたちの体験をベースにした食育を推し進めていきたいということで、五感で学ぶ体験食育（ハンズオン食育）を始めました。

そこで改めて、食育というのは何なのか、どのように進めていったらいいのか、ということを考えてみたいと思います。

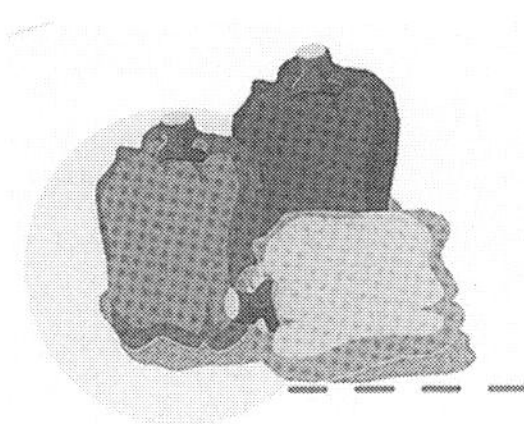

食育推進基本計画の概要

はじめに

●計画期間は平成18年度から22年度までの5年間

食育の推進に関する施策についての基本的な方針

1.国民の心身の健康の増進と豊かな人間形成
2.食に関する感謝の念と理解
3.食育推進運動の展開
4.子どもの食育における保護者、教育関係者等の役割
5.食に関する体験活動と食育推進活動の実践
6.伝統的な食文化、環境と調和した生産等への配意及び農山漁村の活性化と食料自給率の向上への貢献
7.食品の安全性の確保等における食育の役割

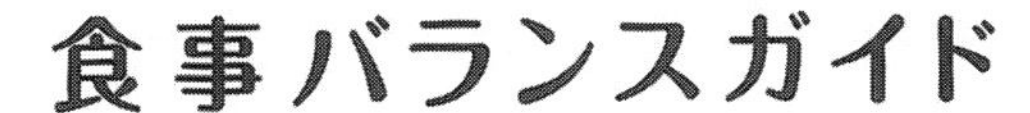

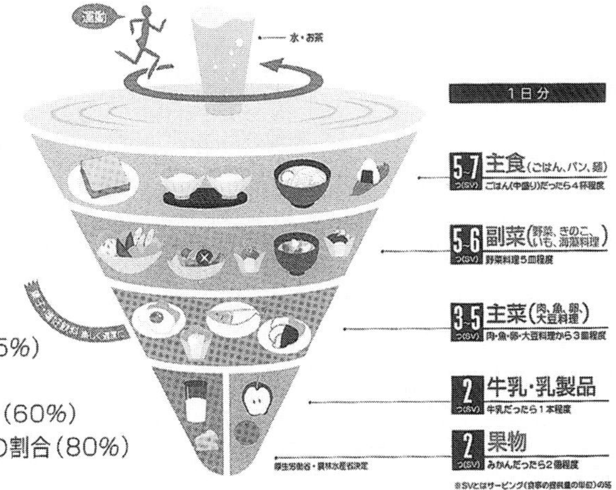

食育の推進の目標に関する事項

1.食育に関心を持っている国民の割合(70%→90%)
2.朝食を欠食する国民の割合
(子ども4%→0%、20代男性30%→15%、30代男性23%→15%)
3.学校給食における地場産物を使用する割合(21%→30%)
4.「食事バランスガイド」等を参考に食生活を送っている国民の割合(60%)
5.内臓脂肪症候群(メタボリックシンドローム)を認知している国民の割合(80%)
6.食育の推進に関わるボランティアの数(20%増)
7.教育ファームの取組がなされている市町村の割合(42%→60%)
8.食品の安全性に関する基礎的な知識を持っている国民の割合(60%)
9.推進計画を作成・実施している自治体の割合(都道府県100%、市町村50%)

食育の総合的な促進に関する事項

1.家庭における食育の推進
2.学校、保育所等における食育の推進
3.地域における食生活の改善のための取組の推進
4.食育推進運動の展開(食育月間:毎年6月、食育の日:毎月19日)
5.生産者と消費者との交流の促進、環境と調和のとれた農林漁業の活性化等
6.食文化の継承のための活動への支援等
7.食品の安全性、栄養その他の食生活に関する調査、研究、情報の提供及び国際交流の推進

食育の推進に関する施策を総合的かつ計画的に推進するために必要な事項

●都道府県等による推進計画の策定促進、基本計画の見直し等

(内閣府発行のリーフレットから)

2．食育にはどんな歴史があるのか

石塚左玄と村井弦斎

日本で一番最初に「食育」という言葉を記録に残したのは、石塚左玄[註]です。『通俗食物養生法』のなかで、「今日の小児に必要なのは知育、徳育、体育よりも食育が先」という趣旨のことを言っています。左玄は、代々漢方医の出身で、陸軍の薬剤監となりました。彼は栄養学者ではありませんでしたが、恵まれた海の幸、山の幸の地小浜に育ち、漢方医としての家庭で身につけた見識などをふまえて、この言葉を創造したのです。

後に食育の考え方を広めたのが、村井弦斎[註]でした。この人は1864年（元治１年）に豊橋で生まれたジャーナリストで、当時には珍しくアメリカに留学しています。彼も栄養学者ではありませんが、帰国後、報知新聞社の客員として、「百道楽シリーズ」という連載小説を書きました。そのなかで一番有名なのが『食道楽』（写真）で、これが日本の食育の原点のように言われているものです。

これは、一般の人が読みやすい小説という手法を使って、食についての知識を提供しています。お登和さんという女性が結婚に至るまでの話の中に、春夏秋冬に様々なお料理をつくり、そのレシピを出し、食について考えるという、素晴らしいお料理の本でもありました。食育論ということでいえば、石塚左玄

<註>

石塚左玄（いしづかさげん）

嘉永4年（1851年）、福井市に生まれる。明治6年（1873年）に医師、薬剤師資格を取得し、翌年陸軍軍医試補、明治29年（1896年）には陸軍少将となり、陸軍薬剤監に任命される。45歳のときに出版した『化学的食養長寿論』の中で、地方に先祖代々伝わってきた伝統的食生活にはそれぞれ意味があり、その土地に行ったらその土地の食生活に学ぶべきであるという「身土不二」の原理を発表するとともに、食の栄養、安全、選び方、組み合わせ方の知識とそれに基づく食生活が心身ともに健全な人間をつくるという教育の大事さを説いた。また、『通俗食物養生法』では、「今日、学童を持つ人は、体育も智育も才育もすべて食育にある」と述べている。明治42年（1909年）58歳で没。

村井弦斎（むらいげんさい）

文久3年（1864年）、愛知県豊橋市出生まれ。明治・大正時代のジャーナリスト。三河吉田藩の武家の子で、父も祖父も儒者として藩に仕え、漢学をよくした。父村井清は、明治維新後、息子に漢学だけでなく、洋学も学ばせる。1873年東京外国語学校（現・東京外国語大学）中退後、アメリカに外遊。帰国後、報知新聞客員として百道楽シリーズを連載。『酒道楽』『釣道楽』『女道楽』に続いて執筆された『食道楽』は、明治時代、徳富蘆花の『不如帰』と並んで最もよく読まれた小説となった。その筋のあちこちに600種以上の四季折々の料理や食材の話題が盛り込まれている。『食道楽』上下は2005年に岩波文庫から出版されている。1927年に亡くなるまで、神奈川県平塚市に居住し、『食道楽』の印税で広大な敷地に野菜畑、果樹園、飼育施設、温室、厩舎を整え、新鮮な食材を自給し、各界の著名人を招待するなど優雅な暮らしを営んだ。

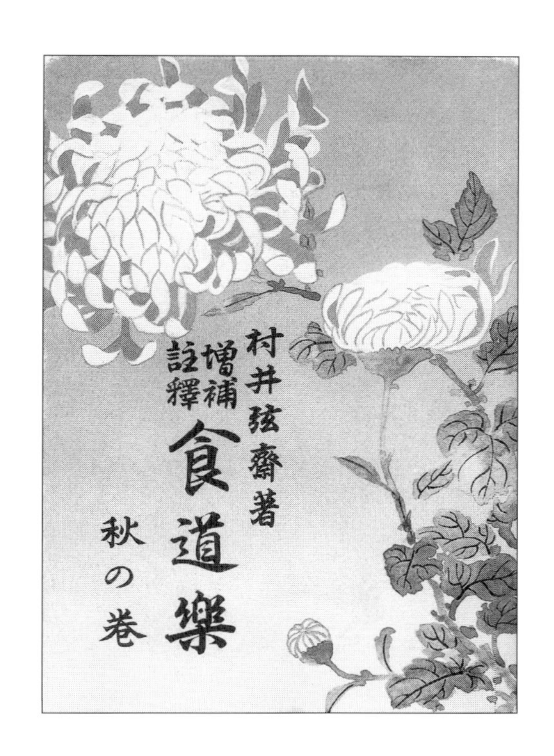

の『通俗食物養生法』で初めて唱えられ、村井弦斎の『食道楽』によって世間に広められた、ということになるわけです。

この本には、日本の洋食のルーツがほとんど入っています。また、添加物のない時代のレシピは全部で600以上になります。新聞の連載小説から春夏秋冬ごとに単行本にまとめられ、明治の良家のお嬢さまが結婚のあかつきにはこれを揃えて持っていくということから、明治のベストセラーとなったのです。弦斎は、この『食道楽』の印税で平塚に牧場を買い、1904年（明治37年）に亡くなるまで、自分がしたいようにして生きたと言われます。

日本の食育のルーツの一つに禅

先ごろ学校給食において、給食費を払っているのだから子どもに「いただきます」と言わせなくてもいいのではないか、といった発言があって論争になったことがありました。

昔は、箱膳でみんながごはんを食べていた時代がありました。個人個人が使うパーソナル食器の時代です。自分の配膳があって、それぞれの都合で箱膳を並べて食べる、家族は上で使用人は下で食べる、そんな食事の仕方でした。

ところが、ちゃぶ台というものができ、それが大正、昭和に全盛期になったころから、初めてみんなが一つの食卓を囲んで「いただきます」を言って食べるようになりました。それまでは一人ずつ食べていましたから、「いただきます」という言葉はあったとして

＜註＞

五観の偈（ごかんのげ）

禅宗において食事の前に唱えられる偈文。僧侶の食事作法の一つだが、道徳的普遍性の高い文章であるため、禅に限らず多くの分野で引用されている。五観文、食事五観文、食事訓とも。典拠は唐の南山大師道宣が著した『四分律行事鈔』。道元の著作『赴粥飯法』によって広く知られるようになった。

も、みんなでそろってそれを言う状態ではなかったわけです。

その「いただきます」のよりどころの一つになっているのが、禅宗に伝わっている「五観(ごかん)の偈(げ)」註と言われるものです。これは、禅宗ではだいたい「どうぞ」という意味合いで、食事が行き渡った合図の遍食槌(へんじきつい)が聞えたら合掌し、偈文を唱えます。

一つ目には、目の前に置かれている食事が調うまでに多くの人々の手数がかかっているのだから、無駄にできません。

二つ目には、この食事を食べるということは多くの人たちの供養を受けるということだから、自分がそれを受けるだけの正しい行為ができているかどうかを反省しましょう。

三つ目には、心を正しく保ち迷いの心が起きないように、食事のときにも道徳的に気を付けましょう。

四つ目には、この食事をいただくということは空腹をいやすことだけではなく、薬と同じように考えてていねいにいただきましょう。

五つ目には、この食事を、自分がこれから先に成したいことのために食べるのだということを感じて食べましょう。

これが「五観の偈」のおおよその内容ですが、日本の人たちが食べ物に対して「いただきます」と言うのは、その底辺に日本の文化の流れがあると考えていいのではないでしょうか。

3．日本には日本独自の食育が必要

アメリカの食文化と食育から考える

外国の食育事情はどうでしょうか。アメリカで最初に影響力を持ったのは、『United States Department of Agriculture Yearbook』、つまり1979年に出た『農業白書』です。

この年はちょうど国際子ども年で、当時アメリカでは、国の家族状況を憂慮し始めていました。1970年代になって家庭の状況ががらっと変わり始め、「バックトゥザフューチャー」のような中流家庭から離婚が急増し始めました。それで家族関係が複雑になり、お父さんに、お母さんに、その子どもといったシ

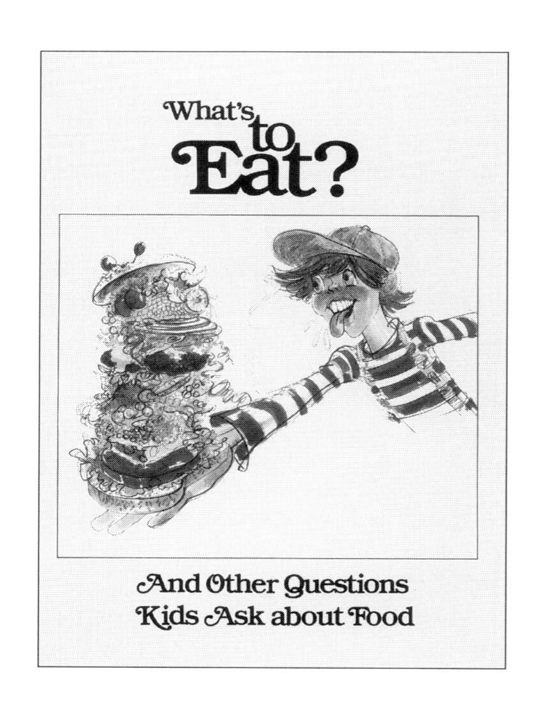

ンプルな家庭が崩壊していきました。

離婚で大変な時には、「何でもいいから食べておきなさい」と言われ、ファーストフードのようなものでお腹をふくらませて大きくなってくる子どもたちが増えてきたのです。こうして、ちゃんと整えられた食卓が減り、間に合わせに食べて育った子どもたちの中に、肥満やそれに派生する病気が増え、これからの医療費の増大が見込まれるようになりました。

そこで、大人に言うのではなく、未来の大人としての子ども一人ひとりに「何を食べるの」(What's to Eat？)と直接語りかけていこう、というのが農業白書だったのです。

人間は生きるためにどんなふうに食べてきたのかという食べ物の歴史から栄養についてまで、「食べる」ということを、子どもたち自身がいろいろな意味で考えられるように語りかけたこの本が、アメリカの食育のベースになり、いまでも食育のバイブルのように言われています。(写真)

しかし、これでアメリカの食育は効果を上げ得たのかということになりますと、それは疑問です。アメリカやカナダで食育関係の本がないかと調べて回りましたが、1990年ぐらいのもはほとんど絶版になっていました。また、超肥満者も増えています。今はどうかというと、栄養学的なアプローチから、子どもたちの体重を軽くさせるための指導をどうするか、といった即物的なものが主になっています。哲学的、教育的な配慮をもって子どもの食に触れた本は、『What's to Eat？』が最初であり最後であったのかもしれないなという気がします。

元々のアメリカの食文化があるとすれば、ネイティブアメリカンのワイルドライスやコーンを食べていた当時のものでしょうが、いまはアメリカ人といってもたくさんの人がいろいろな国からやって来ています。アメリカの土の上に住めばアメリカ人なのです。でも、それぞれの食文化を色濃く残して暮らしています。ユダヤの人たちは「過越しの祭り」には、家族が集まってきて祈りを捧げ、祭の食事をちゃんとつくって食べています。その時期になるとスーパーマーケットにも、その伝統的な食事をつくる食材をちゃんとセールで売っているのです。

こうして、それぞれが出身の土地の習慣をきちんと守り、先祖の食文化をしっかり受け継いで生きていますから、アメリカ人だからといって十把一絡げにはまったくできませんし、同じ食文化で生きているわけではありません。

外国の食育はそのまま日本には当てはまらない

ですから、アメリカで行われている食育を、日本に右から左に持ってきても、異文化であり、状況に合わないわけです。日本には日本の風土、食文化に合った食育をしていかなければならないのです。

ヨーロッパでも各国がいろいろなかたちで食育に取り組み、「フードピラミッド」など食生活指針も出されていますが、必ずしもそれが日本の風土に合っているということにはなりません。日本の栄養学というのは、ヨーロッパの栄養学が基礎になっています。ということは、緯度の高いところの食事や食文化がベースになっているわけです。

フィンランドにも食育マナーについて書かれた「食育法」のようなものがありますが、そのなかには日本のゴボウといった根菜類と同じような扱いで、コケ類が入っています。風土、食材が違うものをそのまま日本に持ってきても、合わないのは当然です。

例えば、ニューヨークでレストランに入ってパスラミサンドイッチを注文するとしま

コラム

韓国の学校給食

韓国の学校給食で面白いなと思ったのは、つくられるほとんどが韓国食だということです。

例えば全州（チョンジュ）の小学校に行きましたが、給食室の横にキムチ壺やカンジャンといって醤油をつくる壺が置いてありました。コチュジャンもたくさん置いてありました。外に出ると、金属の干し場がありました。それは、韓国食はナスビとかズッキーニといった野菜を半干しにしてから調理する場合が多いのですが、そのためのものです。給食室の調理道具も、韓国料理をつくるのに必要なものばかりでした。給食のメニューを見せてもらいましたが、麦入りごはん、ヒエ入りごはん、いろいろな雑穀をプラスしたごはんなど、全部韓国食でした。

それで、「全部韓国食だったら単調になりませんか」と聞いてみましたが、「そんなことはありません。季節が変われば野菜が変わり、決して同じにはなりません」と答えてくれました。

そこでつくった給食を食べさせてもらいましたが、食器は金属のトレーです。韓国は食器を持ち上げずに食べるのが習慣なのです。そのへこんだところに、主菜や副菜など少なくとも5種類が乗って出てくるのです。６年生になるとそれに冷麺が付いたりして、どれも韓国食ですが種類がとても多いものです。

それで、不思議に思って「なぜ白いごはんではないんですか」と聞くと、「これは国策として考えているんです」と言われました。なぜかというと、日本でもみんなが白いごはんを食べられるようになったのは高度成長期の後からでしたが、韓国でも同じように、家庭でみんなが白いごはんを食べるようになったのは、実はごく最近なのだそうです。「将来、飢饉でもきたら、ずっと白いごはんしか食べたことがなく、雑穀混じりのごはんを食べ慣れていない子どもたちはたいへんでしょう。家庭の食事がそうなっているからこそ、給食のなかに雑穀混じりのごはんも入れて、そうした事態にも耐えられるようにしているのです」と言っていました。韓国という国は、食においても危機管理という習慣が染みついている国なのです。

家庭でどんどん食事が変わっていったとしても、給食は全部韓国食なのです。私はこれはこれで一つの見識だと思いました。それぐらい、国の基本的な方針によって、食とか食育というのは大きく影響が出てくるものなのです。

す。すると高さが7、8センチくらいのパンで、真ん中に大量の肉がはさんである、そんなサンドイッチが出てきます。その横にフライドポテトがどんと乗っているのですが、ジャガイモでいうと300グラムぐらいになります。それにピクルスや飲み物がついて一食分で、彼らはそれをきれいに食べるのですが、私たちにはとても食べきれない量でした。

シカゴに行ったとき、初めてシカゴピッツァを注文しました。初め「二人分」と書かれたものを注文しようとしたら、日本人には大きすぎると言われて、一番小さいものを注文しました。厚さが3、4センチあるパン生地が盛り上がっていて、その上に、チーズ、肉、チーズ、肉と積み重なってケーキのような状態でした。パスタにしても、一人前が直径20センチもある大きなものでした。そのお店は昔のままのつくりだったのですが、ボックス席にいた中年男性は、お腹の肉をテーブルの上に乗っけて、前後に隙間がまったくない状態で座っていました。

ジュースなども800ミリリットルとか1リットルの大きなカップで出てきます。隣の男性が、まず大きなボールに入ったサラダを食べ、ピザをぺろっとたいらげ、ダイエットコークを2杯飲み、最後にチョコレートとアイスクリームでこてこてとなったデザートをきれいに食べていくのを、私たちは呆然と眺めていました。ですから私は、アメリカ人のほうが日本人よりもずいぶん野菜を食べるよう

コラム

低体重児が増えている

最近、「小さく生んで、大きく育てる」といったことが言われてますが、これはイギリスが発信地です。日本ではその結果、過度にやせている低体重児が10人に1人の割合で生まれてくる時代になってしまいました。

低体重で生まれた子どもたちというのは、飢餓の真っただ中で生まれた子どもたちと同じように、将来に早めに生活習慣病を発症しやすい体質を持って生まれています。特に成長期の10歳ぐらいのときに体調を悪くする場合が多く、早死にする傾向があります。

それは妊産婦のやせすぎから生じます。お腹のなかの子どもはいわば飢餓状態に置かれているわけで、低体重の栄養失調状態で生まれてこざるを得ません。加えて、身体の倹約遺伝子がさらに働くようになって生まれてくるため、低体重なのに肥満体質であり、早死にする結果になるのです。

ここでも、食育をしていく時、日本では日本人の体質を十分にわきまえないと、よそでいいということも右から左へ持ち込むだけではだめだということが分かるかと思います。また、科学的に正しいものは正しいし、正しくないものは正しくないのですから、私たちはちゃんとしたデータに基づいて食育を進めていくということが大事なことを示して思います。

になりましたよという場合も、食べる総量のパーセントでいったら全然違うのではないかと考えています。

それは、日本人とアメリカ人との体質の差からくるものです。日本は300年にわたって鎖国をしました。そこでは、人もそうですが、食べるものも出入りしません。ということは、飢饉がきたら食べるものはない、食べるものがなくなったら餓死する、そうした環境で生きてきたということです。そうしたなかで、遺伝的にたくさん食べないと生きていけない人は死んでしまいます。少量で生きていける貧乏性タイプの、いわゆる倹約遺伝子の発達した選りすぐりの人たちが、日本人を形成してきたのです。肥満の度合いなども、アメリカ人と日本人ではまったく違います。そんな日本人は、ちょっとぜいたくに食べたら生活習慣病を発症しやすい体質だということを忘れてはいけません。さきほどの石塚左玄が言った「身土不二」や桜沢如一が提唱したマクロビオティックの考え方というのは、こうした日本人の倹約イメージ、貧乏性イメージに合った食育論だったということです。

食べても大丈夫なアメリカ人と、倹約遺伝子を持った日本人とは同じには考えられないわけです。世界のどこどこの国がこれだけ食べるから、日本人もこれだけ食べる必要がある、そう言われても体質に合いません。大事なことは、日本では、日本人の体質や日本の食文化に合った食育をしていかなければならないということです。

しかし、栄養学的な文献や教育を見ると、なぜかずいぶん欧米的な志向になっています。学校給食でも、日本独自の学校給食が行われているかといったら、なかなかそうはなっていない場合が多いのです。

4．世界各国の食育はどのようになっているか

世界各国の食育について、「欧米の食育事情」（国立国会図書館）を参考に紹介したいと思います。

＜アメリカ＞

アメリカでは、「アメリカ人のための食生活指針」が５年毎に発行されています。これはフード・ガイド・ピラミッドに従って食品を選択しようとか、ばい菌をやっつけて食中毒を防ごうといった内容で、食育に使われています。学校教育のなかでも一番使われていますし、博物館などでも栄養関係のところに置いてありました。このように、アメリカの場合は食品表示教育というのが一般的な食育です。これはアメリカの食品医薬品質管理局（FDA）が管理しています。

学校における食育では、「学校給食プログラム」に基づく事業があります。1994年には「子どものための健康な食事法」によってメニューの提供が義務付けられました。しかし実際には、学校給食はメニューのなかから生徒が食べたいものを選ぶという方式で、ピーナッツバターをべったりと塗ったサンドイッチを持っていく子どもが多いとか、自販機で好きなスナック菓子を買えるような状態が多くて、給食が食育の場になっているとは言い難い状況もあるようです。

それから、農務省が推進する食に関する教育の流れがあります。これは、日本の農林水産省がやっているのと同じように、いろいろなフードサービスであるとか、どのようにして農産物資源を確保するかといった、子どもたちにたいしてよりも供給する側に対しての動きになっています。

それから「5ADAY」運動が、ドール（DOLE）というバナナやパイナップルの会社などの民間企業が中心となった健康増進青果財団によって提唱され、果物や野菜の摂取増を目指しています。一日に最低5種類5カ

コラム

ヒジキでヒ素中毒？

いろいろな健康情報が発信されています。ビタミンDや葉酸を妊娠中に摂らないといけない、と研究データをもとに発表されたのもその一つです。

先年、ヒジキにはヒ素が非常に多いから、妊産婦や３歳までの子どもたちは食べないほうがいいという情報が、イギリスの衛生局から出されました。それで一番困ったのが、日本の昔からある乾物屋さんでした。

でもよく考えたら、日本人はヒジキをたくさん食べているけれども、ヒ素中毒になったということは聞きません。そこで日本の衛生学会が「それはおかしいんじゃないか」とよく調べてみたら、イギリスでは、それまでシーウィード（雑草）といわれていた海草類がやっと海の野菜、シーベジタブルに昇格して食べられるようになってきましたが、ヒジキもワカメもざっとゆでてサラダに入れるという食べ方が一般的だということが分かりました。ヒジキというのは、ワカメなどの海草と比較するとヒ素を多く含んでおり、ヒ素あってのヒジキであり、それをさっとゆでただけで食べると害が出てくるのです。

ところが日本人は、ヒジキはちゃんとゆでて食べていました。必ずぼこぼことよくゆでて、それをお日さまに当てて乾物にし、食べる前に水に戻して取り出すと、戻し汁に残りの50パーセントのヒ素が出るのです。ヒ素はゆでるときと戻し水にほとんど出ていってしまう、これが日本人のヒジキの健康的な食べ方だったのです。これを日本衛生学会が発表し、ちゃんとした伝統的な日本の食べ方をする限り、ヒジキは安全であるということになりました。ですから、同じ食材であったとしても、それが口に入る時にどうなっているかということが、食文化の違いによってはっきり出ていたのです。

時間短縮だと言って、ヒジキは「ごはんのなかに乾いたまま入れればいいのよ」とか、「フライパンのなかに直接入れて料理したら大丈夫」と言った料理研究家もいますが、それではヒ素は50パーセント近く残ってしまうのではないでしょうか。これはわずかな時間を短くするための浅知恵であり、昔の人たちが培ってきた知恵を失わせてしまう食べ方です。日本の食文化というのは十分に考え抜かれたものであり、先祖が築いてきた伝統的な食べ方を引き継いでいきたいものです。

ップ、手のひら５杯分の果物や野菜を食べようという内容です。これが日本でも、企業が行う食育の一つとして始まっています。

農業との関連では、共生農業ということで進められています。子どもたちがいろいろな形で農業の役割が分かるようにしたり、地産地消や産消提携を促進しています。直接農家の人が道で売っているファーマーズマーケットはけっこう多く、ニューヨークの真ん中でも見られます。

女性シェフのアリス・ウォーターズによって、学校に食育菜園をつくり、そこで育てた野菜を収穫し、料理をしてみんなで食べるという、エディブル・スクールヤードのとりくみも行われています。

＜イギリス＞

イギリスでも、アメリカほどではありませんが、肥満者が増加しています。またイギリスを含むヨーロッパでは、アングロサクソンとはルーツが違う移民も含めて考えなければいけないという問題が出てきています。

そこで、教育省は食品基準庁（FSA）と協力して青少年の食育のための指標をつくり、食育を進めようとしています。その意味では、イギリスの食育は健康重視型だと言ってよいでしょう。

こうしてイギリスでは、学校給食に栄養の基準を入れようとしてきました。ところが、サッチャー政権になって、給食の民営化が進められました。その結果、育ち盛りの子どもに十分な食事が与えられていないことが分かり、英国民にショックを与えたのです。このいきさつは英国大使館から出た情報に、「イギリス給食界の革命」として詳しく載っています。

その事実を知らしめたのは、ジェイミー・オリバーという若いカリスマシェフです。自分の子どもが学校に行くようになって、父親として学校給食を見たら、恐ろしいことになっている、とテレビ番組の中で訴えました。子どもの給食が、刑務所の食事よりもひどく、不健康な加工食品が多いことに気づいたのです。

そこで大人たちも、英国の食文化を守るためには子どもたちにこんなものを食べさせていてはいけない、学校給食の質を下げてしまったことをもう一度考え直そうではないか、ということになってきました。そして、このカリスマシェフがテレビ局も巻き込んで、イギリス全土に委員会をつくり、学校給食を改革しようという運動を始めたのです。これがジェイミー・オリバーの「学校給食改革」と呼ばれるものです。

しかし、実際に昔自分たちが食べていたような給食を子どもたちに食べさせてみたところ、ファーストフードばかり食べて育ってきた子どもは、ジェイミー・オリバーがつくったものでも「ええっ」と言って食べなかったという話もあります。

その後、学校給食の原材料費が１食75円くらいから120円ぐらいになったそうです。まだまだ全部が改革されているわけではありませんが、一人のシェフが一石を投じた給食改革は、イギリスの食育において大きな力を発揮しています。

農業との関連でいうと、「育てる学校」という取り組みが行われています。イギリスを含めて、ヨーロッパは基本的には農業国ですから、コミュニティガーデンや農家に泊まり込んで農業を体験するファームステイも行われています。その一環としての「教育ファーム」というのは、1948年ごろに「シティファーム」いわゆる都市農場が始まり、農業に親しみながら学習ができるというシステムが広がり、農家の収入源にもなりました。イギリスではまた、学校での地場食品の授業も行われています。食育は１つのジャンルではなく、デザイン科に“食育”が入っています。

日本でも、子どもたちが年に１週間でも畑に行って農業の体験をすることによって、大きく成長する機会を提供できるのではないか、と思っています。こうした“義務農育”といった体験の中で、足が地に着いた、体験をベースにした食育がなされていくのではないかと思います。

＜ドイツ＞

ドイツの場合は、食生活重視の食育です。子どもの５人に１人、青少年の３人に１人が体重過多だということから、「軽やかな子どもたち」というキャンペーンをはり、よい食事をとろう、もっと運動をしよう、という健康面からのアプローチが行われています。

学校においても食育を進めるために企業も協力してプロジェクトチームができ、学校における食育や子どもの食生活を調査し、それに基づいてキャンペーンをはり、学校給食も始まりました。「農場で学ぶ」というプロジェクトがあり、農から学ぶという姿勢はちゃんと貫かれています。

＜フランス＞

フランスでは、グルメの国と言われるように、味覚を重視した食育が行われています。1989年から文科省が始めた事業では、学校で食べるものに関してもう少し注意を払いましょうということで、栄養教育および味覚教育が行われています。年に１回とりくまれる「味覚の週間」では、実際にコックさんが学校に行って目の前でフランス料理をつくり、子どもに食べさせる体験もさせています。この味覚の授業と、カリキュラムに基づく栄養と食品成分の授業が、フランスでの特徴的な食育の体験だと言えるでしょう。

農と食育ということからいいますと、同じように教育ファームや森林学校があり、農業体験を重視しています。

5．科学的に正しいことを伝える

私自身が体験してきたことで言いますと、科学的に正しいかどうかということを常に考えて、子どもに伝えていくことが大事です。正しい情報を確認しないまま、それを人に言ったり教えたりすることはとても怖いことです。

ある高名な料理研究家が、このごろのアメリカ人はお墓に埋めても２年たっても腐らない、それはアメリカ人が１年間に10キロ近く食品添加物を食べているからだ、と著書に書きました。いったいアメリカには法医学はないのでしょうか。それは、アメリカのお葬式が、きれいなかたちのままゆっくりお別れできるようにと、エンバーミングといって血液をホルマリンと入れ替え、腐らないようにしているからで、それをそのまま土葬しますから腐らないのはあたりまえなのです。現に、変死体はみんな腐っています。それは世界中で通用しない話であり、最低限、現在の科学において正しいことが証明できないことを言ってはいけないと思います。

また、このごろフードファディズム[註]といって、「この食べ物を食べたらいいよ」と特定の食品を食べることで病気が治癒され健康になるなど、偏執的な食生活をすることがはやっています。これにしても、私たちは自然や科学に対してもっと謙虚にならなければいけないのではないでしょうか。

6.「ハンズオン」のルーツは子ども博物館

体験をベースにした教育は「ハンズオン(Hands on)」と呼ばれます。それは、「触ってみてもいいよ、触れて、感じて、壊れたっていいよ」という意味で、子どものための体験学習的な意図で設けられた子ども博物館などから始まったものです。

子ども博物館の歴史

博物館には、大人の博物館と子どもの博物館があります。大人の博物館というのは、いろいろなものを集めて保存し、それを分析して、次の世代に伝えていくことが仕事です。ですから、博物館のなかに置いてあるものには「触らないでください」と書いてあります。これは言ってみれば「ハンズオフ（Hands off)」、手を離してくださいという博物館です。

子どもの博物館は大人の博物館とは性質が違い、「博物館法」に基づいてつくられたものではありません。体験から学ぶ異文化コミュニケーションというのが最初に掲げられた趣旨で、「ハンズ・オン」が建前です。「オン」というのは、密着する、べたっとくっつくという意味があります。ですからハンズオンとは、ちゃんと手に持ってみて、「ああ、これはあまり冷たくないわ」とか「ああ、曲がる

＜註＞

フードファディズム

特定の食品を食べることで、病気が治癒され健康になる、または、病気になる、など過大な影響があると信じ偏執的な食生活などをすること。今よりさらに「健康」になりたいと、半ば強迫観念にとらわれて、各種の健康関連商品・サービスに走る近年の現象は健康ブームにもとづいており、この現象は、近年ますます強くなる傾向にある。

対象は、健康食品・ビタミンやアミノ酸などサプリメント・ミネラルウォータ・ダイエット食品等、さまざまある。現代医学および栄養学の知見は「これを摂れば健康になれる」「これを摂ると健康に悪い」といった単一の「魔法の食品」の存在には否定的である。しかしマスメディアや食品業界から提供される情報の中にはフードファディズムに抵触すると思われる不確かな情報や偏った情報が混在しているのが現状である。(「ウィキペディア」より)

わ」といった具合に、いろいろなものに密着して発見していくという体験からの学びです。

異文化コミュニケーションとして始めたのは、ニューヨークのブルックリン子ども博物館です。この博物館は1899年にニューヨーク州立で建てられました。アメリカという国はいろいろな異文化が集まった国です。ということは、相手の文化をよく知らなければ余計なトラブルが起きてきます。例えば、アングロサクソンの人が、おいしいハムをいただいたからとそれをサンドイッチにして、イスラムの人にお裾分けしたらどうなるか？　おいしいからあげたのに、彼らにしたら「何でこんな汚れたものをくれるのか」ということになるでしょう。どんな善意であってもすれ違いが起きるのは、お互いに相手を知らないからなのです。

30年近く前でしょうか、私は記録映画を観て初めて子ども博物館という存在を知りました。そのなかに、アフリカ系アメリカの人たちと融和していくにはどうしたらいいかということを、子どもたちに問いかける場面が出てきます。

「彼らは音楽的な才能に優れているが、その才能は食べるものからきていている。アフリカでの主食は『テフ』と言われる雑穀で、その殻を取るのに使う杵は月でウサギがついているような立杵である。それでつくと、『ぺったんぺったん』ではなく『トントントントン』というリズムになる。この縦杵の音が、アフリカの通信手段にも使われるタムタムという太鼓の音になった。子どもたちは、小さい頃からこの音に親しんで育ったために、優れたリズム感が身についたのだ」

これが、その答えです。子どもたちにそういう指導をして、その体験と発見から異文化コミュニケーションを身につけていくという内容で、「おお、すごいな」と思って観た記憶があります。

アメリカと日本の子ども博物館

アメリカにはこの子ども博物館がたくさんあり、学校にも個人にも広く開かれています。

インディアナポリスに欧米で１、２といった大きな博物館があります。街はずれの交通の不便なところにあるのですが、それでもたくさんの子どもたちが行って、いろいろな体験をしています。例えば「コウモリさんてなあに？」といった箱があり、プラスチックでできたコウモリの骨格だとか、触れるとその感じがわかるコウモリの皮膚といったキットが入っていて、ビデオとあいまってコウモリという動物を体験的に理解できるように工夫されています。

ボストンの青少年科学館では、「人間の身体」というゾーンがありました。そこでは、ヒヨコが生まれてくる瞬間を見せるとか、水のなかに浮かんだ胎児の骨が見えるような設備があり、赤ちゃんはこうして生まれるよというのが具体的に分かるようになっていました。また別のカウンターにあったのは、本物の肺と心臓で、「えっ、まさか人の？」とびっくりしましたが、ヒツジのものでした。人間のものとヒツジのものはだいたい大きさが一緒なのだそうです。それで、「さあ、みんな触ってごらん」と言われ、私もポリ袋を手にかぶせて触ってみました。肺や心臓に普通は触れることはできませんが、それは薄い網目が入った白子のような感じでした。子どもたちが実際に触って、体感したら、動物を銃で撃とうなどとは考えないようになると思いました。

ボストン・チルドレンズ・ミュージアムは、育児の本で有名なスポック博士の息子さんが来てから、子どもの参加体験型にがらっと変わったのだそうです。いまはアメリカの博物館の業界では、子どもに対するハンズオン体験をさせるというコースは、内容を更新するにあたって欠かせなくなっています。

こうしてアメリカでは、言葉で教え込むのではなくて、体験することによっていろいろなことを考えさせる、そんな参加体験型の子ども博物館がたくさんできています。では、日本ではどうでしょうか。

たしかに、日本でも参加体験型と銘打った子ども博物館はあることはあります。しかし、看板だけのところも少なくありません。アメリカと違って、日本では入場料で経費をまかなおうとしていますから大変です。アメリカとは文化が違うし、寄付に対する税制がそう完備されていないということもあるのでしょう。

それにしても、日本でも、子どもたちの体験を大事にしようという趣旨の子ども博物館がもっと増え、子どもたちの体験的な学びに使われるようになることを願っています。

一言つけ加えておきますと、子ども博物館というのは、科学的な手法に則って運営されなければなりません。私たちのキッズキッチン協会としても、食育の中で、今の時点で科学的に正しいことを子どもたちにきちんと体験をしてもらうという方式をベースに置きたいと思っています。日本語だけではなくて、英語に直しても万国共通で、最低限科学的に正しいことをちゃんと伝えていくという意識を持たないといけません。日本だけで通じる感情論は、次の世代の子どもたちに伝えていく姿勢としては間違っていると思います。

7．日本の食育を考え直す

学校での食の心配な現状

日本の学校給食の現状は、地域によっても違いますが、心配なところが少なくありません。

例えば、O-175の食中毒事件があって以降、給食に出せるもの、食べられるものに規制がかかっています。「学校の農園でおいしそうなトマトができました。子どもたちに丸ごと食べる体験をさせてあげようと思います」というのもだめなのです。75度の湯に１分間入れてからでないと生物（なまもの）は食べさせてはいけません、ということになったからです。漬け物も、梅干しも、１分間75度で熱してからでないと出してはいけない、というところもあります。

こうして、給食のなかで出てくる食べ物は全国一律ではなく、現場の裁量でかなりの格差が生まれています。子どもがちゃんとした食体験をさせてもらっているところと、考えられないような食べ方をしているところとの格差は非常に大きいのというのが、今の現状です。

また、学校との連携も少々難しくなっています。子どもたちがいろいろ体験できる場が家庭科室なのですが、少子化で生徒数が減り、家庭科の専科の先生がいない学校も増えてきました。家庭科室のなかにほこりはあっても、包丁も茶わんもないところがどれだけ多くなったことでしょうか。

全国いろいろなところの食育研究授業に呼ばれて行きましたが、家庭科室がちゃんとしていたのは滋賀県のある小学校だけでした。生活科では全国ぴかいちといわれていた学校の家庭科室でも、小鉢などの食器はありませんでした。食育推進というので呼ばれて行ったある学校でも、まず家庭科室を２時間かけて掃除し、保健センターから食器を借りてきてやっと調理実習ができたということもありました。

教育には学校教育、家庭教育、社会教育の３つの柱がありますが、学校教育にはこうした食の現状があります。家庭教育も力が落ちてきていると言われています。それで私たちは、社会教育として、学校教育や家庭教育と連絡を取り合いながら、子どもたちにいい体験を残したいということで食育に取り組んでいるのです。

食育の現状はどうなっている

文部科学省はいま栄養教諭を配置して食育を目指しています。しかし、家庭科室がこんな惨憺たる状態では、栄養教諭が教壇に立っても、実習はできずに、栄養素を教えて「はい、よくできました」で終わりかねません。

ある食育シンポジウムが、小学校５年生の男子も出席して開かれた時のことです。そのコーディネーターは大学の食文化の教授でした。その方が子どもに「普段の食生活は何を気を付けていますか」と聞いたら、「バランスのいい食生活を心がけています」と答えました。その先生は、「素晴らしく食育ができていますね」と言って感動していました。それで私が男の子に、「じゃあ、バランスのいい食生活ってどういうふうにすることかな？」と聞くと、「お母さんの出したものを全部食べることです」と答えました。さらに「いままでお料理ってしたことある？」と聞くと、「１回だけ目玉焼きを妹のためにつくったことがある」という答えでした。小学校５年生がです。それで「食育ができています」と言えるでしょうか。

Ｆ県の進学校で、家庭科の先生が「ゆで卵って何分ゆでたらできるでしょうか」と聞いたそうです。そうしたら、ある生徒が「60分」と答えました。そしてクラスの半数が、「成績のいい彼が言うんだから、そのとおりだろう」と賛成したそうです。体験がないから、ゆで卵をつくるのに60分かかると言われても疑問を抱かない。こういう生徒も栄養素をパーフェクトに書けたら、「食育ができていますね」ということになるわけです。

食育というのは、体験をすることによって何かを学んだり身につける、それによって自分が何かをしたいときにちゃんとそれができるようになる、そういう力をつけるようにすることです。

食育がいろいろなところで行われるようになってきましたが、机上にとどまっているところが少なくありません。「野菜たっぷり、朝食いっぱい」のスローガンを掲げたある町で、欠食率がとても高かったのですが、「1カ月で朝食の欠食を食育で完璧になくしました」と報告がありました。きれいなカレンダーをつくり、日付ごとに印をつけるような欄があり、朝、子どもが学校に来たときに、「昨日は野菜を食べましたか」「今日は朝食を食べましたか」と聞いて印をつけさせました。その結果、1カ月たってみると、子どもも×を入れると話がややこしくなることが分かっているので、○がずらりと並んだのです。それで「はい、このようにして改善されました」というわけです。しかし、「朝食を食べる子はよい子で、食べない子は悪い子ですよ」と脅迫しながら、これでみんな朝食を食べるようになったという結果として報告されるのですが、私はそれは本当の結果とは違うだろうと思います。

これは保育の発表会での話ですが、そこで、「私たちは行事食で食育をやっています」という報告がなされました。行事食というので、私はほんとうに「行事食」だと思っていました。ところが、おひなさまの3月の献立では、おにぎりに海苔の着物を着せ、その上に乗せたタマゴにゴマで目を書いて、それでおひなさまだということでした。ワケギのヌタもおすしもハマグリのおつゆも出てきませんから、粘土細工のようなものです。5月はこどもの日の献立だといって、大きなオムレツを魚のかたちにしてつくり、ウロコはケチャップで描きました、というのです。季節感もなく、伝統食でもなく、これが「行事食」だとして堂々と発表され、「素晴らしい食育ですね」ということになっているのです。

それはつくっている人たちだけの自己満足じゃないかしらと思いました。でも、それはやっぱり違うでしょうという気がします。ですから、食育という名前でいろいろ行われているものが、いまは玉石混淆なのです。

食育先進県といわれる県が作った本には、お菓子ばかり食べて野菜を食べない動物のお嬢さんに、賢い男3兄弟が「バナナうんちが出るように、頑張ってちゃんと野菜を食べよう」と指導してくれるという話が出てきます。その「バナナうんち」というのは健康なときに出るうんちですが、しかしそれは単に結果でしょう。「バナナうんち」が出るように目的として頑張れと言われたら、「人生の目的がバナナうんちを出すことか」みたいなことになってしまいます。「このバナナうんちの指導をしたら、子どもたちが『今日もバナナうんちが出たよ』って毎日私に報告してくれるんですよ。子どもたちはとっても食育を理解していると思います」という保育園の先生がいました。私は、「それは、そう言ったら先生が喜ぶと思うから言ってくれるのではないだろうか。ほんとうにそうかどうかをつきとめるのではなく、その子ども心を理解してあげてほしい」と思ったものです。

またこの本には、郷土食、行事食を大切にしようということで、実際にはそば粉のクレープを作ってみましょう、と書かれています。材料は、そば粉、小麦粉、オリーブオイル、水、牛乳、トッピングに生クリーム、チーズ、チョコ、クリームです。これがその地方の伝統食!!　旬!!　そこに「アレルギーのお子さんは注意してください」とあります。しかし、これでは注意のしようがないではないでしょうか。

さらに、環境問題を考えようという部分では、イノシシが畑を荒らすのでお百姓さんが泣いています。それでイノシシは悪と決めつけて、３兄弟は退治しようといきなり３対１で切りかかるのですが、ヘナチョコで負けてしまいます。すると、赤、黄、緑の玉を飲んで（ドーピング？）元気になり、イノシシをぶっとばして、めでたしめでたしになるのです。自分たちで悪と決めたら、手段を選ばず、問答無用で目の前から排除する正義（？）でよいのでしょうか？

また、児童館や小学校、幼稚園に無償で配られている食育絵本があります。「好き嫌いの多いＩちゃんは、またお母さんにしかられています」という場面から始まります。夕食の設定なのに、お母さんは食卓にはすわらず怒って仁王立ちで、「ちゃんと食べなさい。弟がまねっこするでしょう」と言っています。その弟のアレルギーはお姉さんの食べ方をまねたせいだというのです。そんなバカな!?

そして、２人は不思議な家に不法侵入、赤い服、緑の服、黄色い服を着たコックさんのところに行きますが、「お野菜はいや」「魚はいや」といって逃げだしました。紫色の服を着たコックさんのところでは、ハンバーガー、フライドポテト、ケーキと大好きな食べ物がテーブルいっぱいに運ばれてきます。夢中でむしゃむしゃ食べているあいだに、アレルギーがひどくなり、虫歯もひどくなり、体は風船のように膨らみましたと。そこでＩちゃんは夢から覚めました。すると、今朝はいつもと違い、ご飯もタマゴもピーマンもおいしそうにぱくぱく、ぱくぱく。弟もまねしてぱくぱく、ぱくぱく。（弟！　君には自主性はないのか！）そして２人はすっかり元気になりました。めでたしめでたし。しかしこれは、一番安易なパターンではないでしょうか。お姉ちゃんが夢を見ただけで、こんなに行動が変わるわけがないではないですか。

子どもの体験と発見を支えるのが食育

これは私たちが「食べてはいけないというものを食べたら、どうなったって知らないわよ」とやさしく脅迫しているのです。でも、食べ物に甘いものがあってもいいでしょう。それを食べるのは悪い子だと言われたら、甘いものを食べるときに罪悪感を持ってしまいます。甘いものを食べて困るんだったら、嫌と言うほど甘いものを食べさせたら、二度とそんなにたくさんは食べなくなるものです。

これはしつけという名の押し付けであり、脅迫して服従するか服従しないかを子どもたちに選ばせるような食育というのは、百害あって一利なしです。約束を破る子は悪い子だからと言いきかせたら、明日から食べるようになるかといったら、そうはなりません。教えようとする側の自己満足にしかすぎません。問題は、子どもにとってどうなのかということなのです。

いま、食育ということが言われて、真面目なお母さんほど家庭のなかで子どもたちを圧迫しています。「野菜を食べることはいいことなのに、どうしてあなたは食べないの」と言われたら、子どもは反論できないでしょう。

そう言われるたびに、食べ物に興味を失うしか自分を守れなくなり、食べられなくて摂食問題が起きる子どもたちも出てきました。その意味で、食育が家庭や学校で脅迫型でなされればされるほど、正しい食事観を持つことができずに、将来に大きな禍根を残すのではないかと心配しています。

だからこそ今、子どもが体験を通じて、何が大事なのかを自分で見つけ、正しい食事観を形成していくことが必要なのです。この体感食育の方法こそが、遠い将来を長い目で見たときの効果から考えても、本来の食育のあるべき姿ではないかと私は思います。

食育は教える大人が主人公なのではありません。あくまで受け手で、子ども自身が主人公なのです。発見は、子どもたちに教え込もうとしてできることではありません。大人の役割は、子どもたちが体験して自分で発見するのを支えることです。黒衣となって、十分に支えてあげることができるようにしなければ、ほんとうの意味での子どもたちの行動変容は期待できません。知る喜びやできる喜びを子ども自身が実感し、将来の学びにつなげていく、そのチャンスを渡すことだけが私たちの仕事なのです。そのためにも、それを具体的にどのようにすればいいのかを学び、実効のあがる指導の仕方を身につけていかなければならないと思います。

8. 五感で学ぶ食育とは

料理が子どもの脳に与える影響とは

その前提として、まず子どもたちの脳の発達を見てみたいと思います。

脳科学者の川島隆太さんがＮＨＫの「人間講座」で、料理が脳に与える影響について報告されています。光トポグラフィーという装置を使って料理中の脳の動きを調べた結果、料理メニューを考えても、材料を包丁で切っても、その材料をフライパンで炒めても、またお皿に盛りつけても、左右の前頭前野を活性化させていることが分かったとのことです。

脳がこわれると料理ができなくなるという実例も報告されていますが、料理と脳との関係というのはとても深いのです。手と脳は密接に結びついているといわれますが、無目的に手を動かしていても脳には影響がなく、目的をもって手を動かしているときこそ前頭前野が動くのです。その典型が料理なのです。

幼児期からの子どもの脳がどのように発達していくかについては、小西行郎さんの『赤ちゃんと脳科学』（集英社新書）などによって脳科学の立場から詳しく書かれていますが、そのなかでも、脳の発達にとってバランスのよい食事が欠かせないことが明らかになっています。

最近の子どもたちは、五指を使う体験も失いつつあります。人間もサルも指は５本あります。人間が道具を使う時は、親指を含めて五指を使います。しかし、サルがものをつかむときは一指、二指しか使いません。ということは、五指があっても、五指を五指として使うのが人間で、一指、二指しか使わないのがサルなのです。

私たちが小さかったころの遊びは、5指を全部使って微妙な身体のコントロールを必要とする遊びがほとんどでした。ところがいまの子どもたちは、遊びの中心がゲームになり、世界一早く親指が動いても、これはサルのトレーニングにしか過ぎません。この点でも料理は、目的を持ち、五指を全部使ってしますから、その体験は脳のなかに記憶として必ず残り、人間としての脳をつくることができます。ですから、子どもの料理教室は、ただ単にものができあがって「おいしいね」と食べるだけではなく、その体験を通して自信をつけ、自分の思いを自分の手で表現することができる基礎的な力をつけるトレーニングである、と考えていただきたいのです。

先に述べたように、村井弦斎や石塚左玄は、知育、徳育、体育と合わせて食育の重要性を説きました。知育でいろいろな知識を得、徳育で道徳的な素養を身に付け、体育で自分の身体を思うようにコントロールができるようにする、そのためにも前提として食育を置き、総合的な生きる力を身につけようということでした。

こうしたことから、キッズキッチンで子どもたちに食の体験をしてもらうことは、子どもの脳の発達を含め、生きていく原動力と深く関係しているといえます。調理を体験して素晴らしいと思えた時に、知る喜びやできる喜びを感じ、自分が生きていくうえでの根源的な自信を持つことができるでしょう。

子どもたちが自信を持てない国・日本

子育ての最終目的が自立ということであるとすれば、日本の子どもたちが今ほどこの自立から遠いところにおかれている時代はない、とまで言われています。子どもたちの育ちの体験が昔とずいぶん変わってきたことが、その大きな原因に挙げられています。

昔、イザベラ・バードという英国の貴族の女性が、東北地方から北海道まで通訳を連れて歩き、『日本奥地紀行』という旅行記を書いています。その中で、外国人の目から見た日本の子育ての状況が詳しく記されています。日本では、赤ん坊を泣かせているのをほとんど見たことがないし、子どもたちがうるさかったということもなかった。英国では、子どもたちを脅したり、手練手管を使ってだましたりして、いやいやながら服従させるようなことも少なくないが、そんな光景は日本では見られなかった、というのです。

同じように、大森貝塚を見つけたことで知られているモースも『Japan Day by Day』という本の中で、日本人の生活をよく観察して書いています。そこでも、日本の子どもたちは大事にされ、天使のようにかわいがられている、そうした日本の子育ては素晴らしい、と書いています。このころの日本の子育てがとてもおおらかだったことが分かります。

しかし今の日本の子育てには、効率化が広く入り込み、親たちは子育てに失敗は許されないという圧力も感じています。昔の無条件の愛情から、成績がよかったらいい子、ちゃんと言うことを聞く子はいい子、その条件から外れたらもう愛してあげないわよというように、無条件に子どもたちを愛してあげられなくなってはいないでしょうか。

日本でニートが増えているのにも、その影響が指摘されています。ニートの人たちというのは、学校にも行かず、働くこともせず、学校に行くために備えるでもなく、就職をするための研修をするわけでもない、そういう社会との接点を一切持たない人のことを呼びます。日本のニートやひきこもりの人は、なまけているわけではないのです。ちゃんとした学歴を持っていたり、家庭状況もそれなりに豊かであっても、本人の心理的な状態からなることがほとんどだと言われています。

つまり、自分に自信が持てていないのです。素晴らしい成績を取っていても、自分は生きていていいのだろうかというくらい、自分に対する価値評価、自己尊厳感が低い状態が、社会に足を踏み出せない理由だと言われています。精神的に無条件の愛情を受けたことが少なくなってきたことによって、自分は素晴らしいと思っている子は４人に１人しかいません。自分には素晴らしいところがある、自分はこんなことに役に立つはずだといった自分に対する信頼感が根底になければ、社会との接点が怖くなる。そういう人たちが、日本のニートではないでしょうか。

ですから、それをたたき直そうと考えても、直るわけがありません。自分が自信を持って社会に踏み出す、人間として生きていく、それに必要なもう一つは希望です。希望というのは、努力したらそれが報われるということです。しかし今の日本の社会は、やっと就職したら会社が倒産するとか、親がリストラに遭うとか、非正規雇用しか就職口がないなど、なかなか努力が報われないような状況にあります。それが子どもたちに敏感に反映していて、あしたは素晴らしいだろうと思って眠りにつく子は３人に１人しかいないと言われているのが現状です。大人がもう少し子どもたちに対する見方を変え、子どもたちに自信を持たせるということが、日本の教育のなかで一番必要だと思います。

OECDの世界学力調査（PISA）の結果を見ると、フィンランドが１位で、日本は８位です。フィンランドの場合は、制度上競争がありません。自分の頭で考えることを大事にし、評価を一人ひとりがどれだけ理解できたかにおき、競い合わせるということがありません。日本では15歳ぐらいで半ば学校選択が決まり、自分で自分の人生を選べなかったり先行きに希望がもてない生徒も生まれてくるというのが、教育制度の一つの弊害になっています。

日本では、教育の評価が、教師が求めている答えをいち早く正確に見つけられる子が成績がいいということになり、オリジナリティーのある考え方をゆっくり出す子はついていかれなくなります。これは子どもを「早く」という一つの基準で輪切りにしていくということであり、落ちこぼれを当然視するやり方だとも言えます。

世界的に見ても日本の子どもが自分に対する評価が低いというのは、日本人が生来的に控え目民族だということとも関係します。「粗品でございますが」「愚息でございますが」と言い、「あなたは美人ですか」と聞かれたら、相当の美人でも「いや、そんなことはありません」と答えるでしょう。中国とかアメリカのように、自分に対する自信を持つように育てようとしているところでは「私は美人です」と言い切る強さがあります。これは国全体の考え方の違いなのです。

それに加えて、「早くしなさい」「なんでできないの」「ほら、みてごらん」「やっぱりだめでしょう」「何を聞いていたの」と日常的に言われて育ちますから、自信を持つ暇がないのです。早くすることだけがよいことなのでしょうか。ゆっくり考えて、きっちりとした結論を出す子がいても、それはそれでいいのではないでしょうか。フィンランドのように、ゆっくり考えたらちゃんとできる子を待ってくれるような評価が必要なのではないでしょうか。

日本の場合はどちらかというと、教え込むことを主に教育だと思い、育てはぐくもうという部分が希薄なのです。高い学歴を持っていても、一緒に仕事をすると、実践力や応用力に欠ける人がいるでしょう。いくら短期記憶力が優秀でも、長い人生を生きていくのに役に立つ力というのは自ずと違います。ほんとうの生きる力をつけるということは、自分の頭で考え、いろいろなことを判断し、こんなに人の役に立つことができたという自信を持つ、そういうことだと思います。

食育体験こそ自信をつけさせる最善の突破口

こうしたなかで、子どもたちにとっての最後の突破口は、実は食育ではないかと思っています。私は「ニート対策は、豆腐の手の上切りから」と言っています。なかには「風が吹いたら桶屋が儲かるほど遠い」と皮肉を言う人もおりますが。

私たちは、子どもたちが実際に調理をするという体験を、幼稚園で25年間続けてきました。そうすると、3年間を終えて卒園の時には、ほとんどの子は、「僕たち、売っているものなんでも作れるよね」と言います。天ぷらも揚げているし、お魚もさばいているし、パンもつくっているし、クッキーも焼いている、もう揺るぎない自信です。彼らはこうした経験を通して、自分がどれだけ素晴らしいのかということを信じられるようになっているのです。

小西行郎さんは脳と子どもに関する本の中で、子どもたちには「6歳の壁」があると言っています。子どもたちの脳の発達から言えば、6歳のころに脳が急激に発達します（もう1回のピークは思春期のころですが)。生まれた時の脳細胞を30パーセントとすると、6歳で90パーセントがハードウエアとしてできあがるのだそうです。心理学的な発達の段階からいっても、この時期が一番全能感がある時代で、自分はなんでもできると心底信じられるのは6歳ぐらいまでです。紫の風呂敷を首に巻いたら、僕はパーマンになったと思って飛び降りてしまう。その時期に、自分はほんとうに素晴らしいと思えるような基礎体験を持たせることで、一生自分を信じられるベースの種まきができるのです。その貴重な体験の一つが幼稚園や保育園での料理教室で、そこに参加した子どもたちは、「自分は素晴らしい」と自信を持って卒園していくことができるのです。

この自信を持つ体験をたった１回でできるのが、「豆腐の手の上切り」（カバー写真、及び25頁参照）なのです。自信が持てないでいた子にも、これはてきめんに効果があります。「今日は、お豆腐を手の上で切ってもらうよ」と言うと、「ええっ」ってびっくりする子が必ずいます。そこで、お豆腐を手の上に置ける大きさに切っておいて、実際にやってみせます。「こうして、お手てに乗せて、切ってみよう。お指は折り曲げないで、ぴんと伸ばしてね。包丁はしっかり持って、真っすぐ下に下ろしてね。刃が手に当たったかなと思ったら、真っすぐ上にあげてね」「絶対に引っ張っちゃだめよ。引っ張ったら、血みどろ豆腐になるからね」、それだけです。すると、子どもたちは真剣に取り組みます。真っ赤な顔をして、息をするのも忘れている子、半分口を開けてよだれがたれたままの子、もう無我夢中になって、この作業をします。切り終わったら、「ふうっ」とため息を吐いたりしています。

それで「できた！」となると、「これでもう僕は豆腐切りの達人だ」と自信をつけます。周りがなんと言おうと、とても難しいと思っていたことを実際にやり遂げられたわけですから、子どもたちの表情もころっと変わります。「僕って素晴らしい」その実感が子どもたちを変えていく大きな力になります。全国で行う食育研究授業の献立のなかに私がいつでもこれを入れるのは、そのためなのです。

ところが、これをじゃまする大人がいます。子どもたちが一所懸命挑戦しようとしているときに、「危ないからだめよ」オーラをだし、いきなり後ろから子どもたちの手の下に手を出して、子どもの手も押さえようとするのです。それでは、かえって危ないだけでなく、「やりとげた」効果も全然上がりません。手を出すのは単なる自分の気休めでしかないのです。「やるのは子どもですから、黙って見ていてください」と言うしかありません。最初から最後まで子どもが自分でやり遂げたというふうにしてあげることが、すごく大切なのです。

この「豆腐の手の上切り」で手をけがした子は、一人もいません。今の子にけっこう多いのは、「していい、していい」と全部大人の判断をあおぐ子です。一度、手の上でお豆腐を切りたいと思っていたのに、大人が心配で口をはさむために、結局まな板の上で切った子がいました。帰りがけに、「みんなしてるし、僕も手の上で切ればよかった」と切なそうに言って帰りました。「だいじょうぶ、お豆腐は逃げないから、またできるよ」と言ったのですが、ほんとうにかわいそうだと思いました。

無我夢中になって何かに没頭する時が脳が一番活発に動いている時であり、脳も育っていくと言います。たったお豆腐の１カット、２カットの体験かもしれませんが、全神経をここに集中するという体験によって、子どもたちはものすごく自信がつきます。お豆腐が切れた子どもは、十何年かたって何かとんでもないことに出合ったときに、豆腐を切ったことを忘れても、何かとっても難しいことにチャレンジしてできた僕はすごいと信じられた体験が残っていたら、それが根底の自信になるのです。

その豆腐を入れたお味噌汁ができ、おいしいなとみんなが食べてくれたら、僕がいたからこれができた、僕はこんなに人を喜ばせるすごい力があるのだと、言葉で言わなくても実感することができます。いまの子どもたちは人のために役立つ喜びというものを知らなくなっていますが、ここで、かけがえのない僕がいたからみんなが喜んでくれたという実感を持つことによって、共感力を育むことにもなるのです。

食育を進めるポイント10項目

最後に、食育を進めるにあたって押さえておきたいポイントを10項目にまとめておきましょう。

①子どもの評価は、相対評価でなく、絶対評価で。

②競うのではなく、学ぶ喜び、できる楽しみを実感し、自分の進歩につながるように。

③科学的に正しいことを、筋道を通して伝え、基礎を学べるように。情報をより正確に集め、整理し、点でなく面として組み立てる。

④「違い」は間違いではない。「みんな違って、みんないい」ことを認めあう。

⑤「食べるのはよい子、食べないのは悪い子」「良い食べもの、悪い食べもの」など、善悪を食べ方や食べ物に持ち込まない。

⑥机上の食育より、五感で学べる体験食育で、自分で生きる自信をつける。

⑦大人は、教えるのではなく、学びを支える。子どもの学びは、強制ではなく自発的に、受動的にではなく能動的に。

⑧子どもを一段上から見るのでなく、心をよりそわせる。言葉かけも子どもの目線で。

⑨子どもの失敗を責めるより、リカバリーする力を育てる。

⑩子どもが一人でやりとげられるように、安易に手を出さないで見守る。

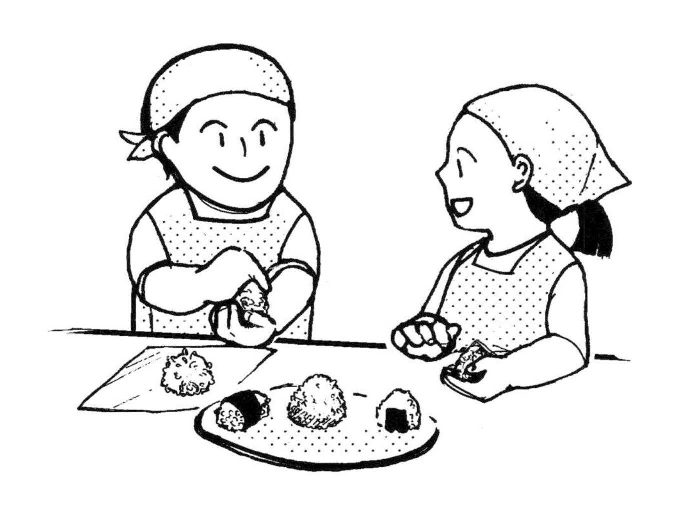

KidsKitchen

Ⅳ 基礎編　調理の基礎と食物アレルギーへの対応

「料理は科学です」 科学は誰がしても、言葉が違っても同じ結果になる普遍的な事実です。ここでは食物アレルギーを中心に対応が必要な子どもへの支援の方法、アレルギー対策のメニューの例を示します。また調理の基礎も押さえておけば、応用もでき、きちんとした支援への対応ができます。もっと詳しく知りたい方は、章末の参考文献をお読みください。

1．食物アレルギーの対応

対応が必要な子どもに対しての方法

子どもたちの活動の場には様々な事情を持つ子どもや個性的な子どもたちが集まり、その必要や要求にあった対応が求められます。特に食物アレルギーを持つ子への対応は欠かせないものとなってきました。

2000年代以降、キッズキッチンに通う子どもたちの中にもアレルギーを持つ子どもの数は増加しています。軽度から重度まで様々ですが、10人に１人程度の割合でなんらかのアレルギーを持っています。アレルギーそのものへの詳しい医学的対応は、章末91ページに示す参考資料を当たってください。

これらの対応も、時代が変わるにつれて対応が変わる可能性があります。心がけて常に新しい情報を入手し、対応をするようにします。

キッズキッチンを実施する際の、食物アレルギーについての対策と注意点をご紹介します。

食物アレルギーへの対応は、主催者と保護者の間で必ず情報を共有し、保護者に参加・不参加を選択してもらいます。具体的には、申し込み時にアレルギーの聞き取りをし、事前に代替のレシピを保護者に確認します。

アレルギーとは

生き物は自分の体を持っています。体の中に自分とは違うものが入ってきた時、その「違うもの」を判断して、攻撃して体外に排出したり、ある種のタンパク質と結びつけて反応が起こらないようにする仕組みがあります。これを免疫反応と言います。麻疹など一部の病気は一度かかると二度とかからないようになりますが、これはこの免疫反応のためです。アレルギーは体を守るために起こる免疫反応が違う方向に働く、もしくは過剰に反応して体にとって良くない方向に働くことによって起こります。アレルギーの原因となる原因物質を、大まかに「アレルゲン」と呼びます。アレルギーの原因は食物だけではありません。ダニ、カビ、動物のフケ・皮膚、金属、ゴムなど、様々なアレルゲンがあります。

家庭での食物アレルギーの治療は、原因となるアレルゲンを食べない事が基本です。きっちりとアレルギーの原因となる食物を除去する事で、症状が改善し、また腸や消化器の炎症がおさまり、新たな食物アレルギーは起こりにくくなります。そして子どもの場合は身体の成長に応じて食べても反応が出なくなり、食べられるようになります。

表１　アレルゲンとアレルギー表示　表示義務のあるもの／推奨されているもの

表示の義務があるもの （特定原材料7品目）	卵、乳、小麦、そば、落花生、えび、かに
表示が推奨されているもの （特定原材料に準ずるもの20品目）	あわび、いか、いくら、オレンジ、カシューナッツ、キウイフルーツ、牛肉、くるみ、ごま、さけ、さば、ゼラチン、大豆、鶏肉、まつたけ、もも、やまいも、りんご

表２　アレルギー物質の食品表示を読むときの注意

	OK	要相談	NG
牛乳	乳化剤、乳酸カルシウム、乳酸ナトリウム、乳酸菌、カカオバター	乳糖、牛以外の動物の「乳」	ホエイカゼイン
卵	魚卵、鶏肉（鶏卵アレルギーの原因にはならない）、レシチン（大豆由来）	卵殻カルシウム	レシチン（卵由来）
小麦	麦芽糖、モルト（麦芽）エキス	しょうゆ、味噌、酢、小麦以外の麦類（大麦、ライ麦、えん麦、はと麦など）や製品（麦茶、麦ごはんなど）	グルテン

表３　牛乳の生乳から作られる加工品

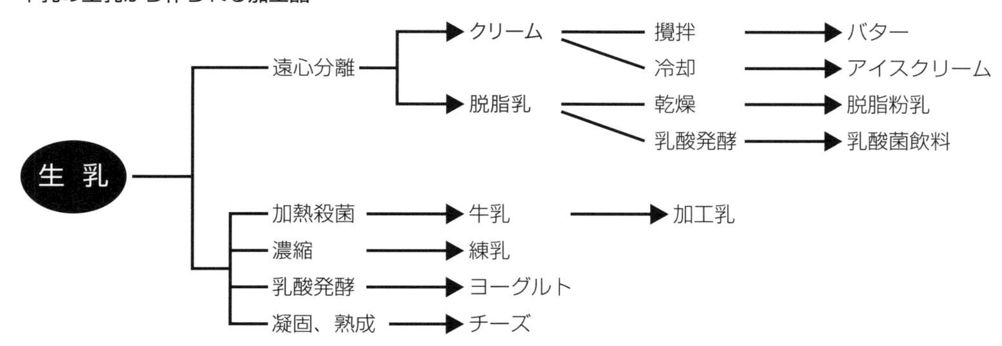

アレルゲンとアレルギー表示

加工品調味料などにアレルゲンになる食品が入っていることがあるので、食品表示を見てみましょう。食品衛生関連法令によるとアレルギーの多数を占める卵、乳、小麦のほか、そば、落花生、えび、かにの７品目が表示義務のあるものです。これらは後述のアナフィラキシーを起こしやすい食品です。その他、表示が推奨されているものがあります。（表１参照）

乳化剤など、乳という文字が含まれていても直接的には乳とは関係がないものがあります。また牛乳から抽出されるタンパク質のホエイカゼインはアレルゲンとなり得ます。生乳の加工の図が示すように、加工されていく上で「乳」という表示がなくなることがあります。和食を作る上でよく使われる大豆もアレルギー対応の際は注意が必要です。大豆油による揚げ物や、枝豆、もやしなど、一見分かりにくいものがあります。レシピは事前に保護者に見てもらいキッズキッチンへの参加を決めてもらいますが、レシピを作る際にも加工品、添加物に注意しましょう。

表4　材料名を別の名称で表記する場合の例

特定原材料	代替表記	特定加工食品の例		
卵	玉子、たまご、タマゴ、エッグ、鶏卵、あひる卵、うずら卵	厚焼玉子、ハムエッグ、卵黄、卵白	マヨネーズ、オムレツ、目玉焼き、かに玉、オムライス、親子丼	チーズオムレツ、からしマヨネーズ
小麦	こむぎ、コムギ	小麦粉、こむぎ胚芽	パン、うどん	ロールパン、焼うどん
乳	生乳、牛乳、特別牛乳、成分調整牛乳、低脂肪牛乳、無脂肪牛乳、加工乳、クリーム（乳製品）、バター、バターオイルチーズ、濃縮ホエイ（乳製品）、アイスクリーム類、濃縮乳、脱脂濃縮乳、無糖れん乳、無糖練乳、無糖脱脂れん乳、無糖脱脂練乳、加糖練乳、加糖脱脂練乳、全粉乳、脱脂粉乳、クリームパウダー（乳製品）、ホエイパウダー（乳製品）、タンパク質濃縮ホエイパウダー（乳製品）、バターミルクパウダー、加糖粉乳、調製粉乳、発酵乳、はっ酵乳、乳酸菌飲料、乳飲料	アイスクリーム、ガーリックバター、レーズンバター、バターソース、カマンベールチーズ、パルメザンチーズ、プロセスチーズ、ブルーチーズ、コーヒー牛乳、牛乳がゆ	生クリーム、ヨーグルト、アイスミルク、ラクトアイス、ミルク、乳糖	フルーツヨーグルト、ミルクパン
えび	海老、エビ	えび天ぷら、サクラエビ		
かに	蟹、カニ	上海がに、マツバガニ、カニシューマイ		
そば	ソバ	そばがき		
落花生	ピーナッツ	ピーナッツバター、ピーナッツクリーム		

特定原材料名又は、代替表記を含んでいるため、これらを用いた食品と理解できる表記
特定原材料又は代替表記を含まないが、一般的に特定原材料を使った食品であることが予測できる表記
の表記を含むことにより、特定原材料を使った食品であることが予測できる表記

表5　主な添加物や食品とされる加工品

種類	用途	おもな添加物	食品例
保存料	食品の腐敗を防止する	ソルビン酸カリウム プロピオン酸ナトリウム	ハム、カマボコ、チーズ、パン、洋菓子
酸化防止剤	油脂などの酸化を防止する	エリソルビン酸 ブチルヒドロキシトルエン	食用油、バター、魚介類の加工品
防かび剤	かんきつ類のカビを防止する	ジフェニル オルトフェニルフェノール	レモン、オレンジ、バナナ
着色料	食品を着色する	食用赤色2号 コチニール	菓子類、漬物類、かに風味かまぼこ
発色料	肉類や魚卵を新鮮な色に保つ	亜硝酸ナトリウム	肉類、ハム、ソーセージ、いくら
増粘安定剤	食品に滑らかさや粘りを与える	アルギン酸ナトリウム アラビアガム、ペクチン	アイスクリーム、ジャム、プリン
乳化剤	水と油を乳化させる	グリセリン脂肪酸エステル 大豆リン脂質	ケーキ、バター、ドレッシング
たんぱく加水分解物	食品に旨味やコクをつけるため	アミノ酸液 うま味調味料	調味料
結着材（結着材料）	食品の形状をたもつ 食感を良くする	リン酸カゼインナトリウム ピロリン酸ナトリウム、ゼラチン	清涼飲料、味噌、ソース アイスクリーム

アレルギーへの対応

食物アレルギー症状は、アレルギーのある食品に触れてすぐ起こり、殆どが皮膚が赤くなる、目がかゆいといったものです。しかし症状を起こした人の1割程度は、呼吸がしにくくなったり、頻脈になったりと、重度の症状が出ることがあります。呼吸困難、血圧低下など複数の症状が一度に出ることをアナフィラキシーと言い、適切な対応が必要になります。表を参考に、アレルギー症状への対応は基本的に医療行為になりますので、保護者の方にお願いします。保護者がおられない場合は、皮膚についたものは洗い流す、口にしたものは出してすすがせた後、異変がなくとも、必ず保護者に連絡します。本人が大丈夫と言っても、様子を観察し、早め早めに対応をします。体調によって症状がきつく出ることもあります。

キッズキッチンにおいて最も注意しなければならないのは、使用器具が混ざらないようにすることです。菜箸やすり鉢、鍋といったものはもちろん、布巾も混ざらないようにします。実際にイカを使ったメニューの時、イカアレルギーのスタッフが一切イカを触っていないのに発症したことがありました。イカを使った調理台を拭いた布巾を素手で触ったことが原因でした。使用器具は分かり易いように、色を変える、シールを貼るなど、パッと一目見て判断できるようにします。アレルギーを持つ参加者がいる場合、必ずスタッフ全員で情報を共有します。名簿でアレルギーの食材を確認、材料分けの際に確認、調理前に確認をします。試食の際も、混ざらないように注意します。おかわりをする場合もアレルゲンの入ったものを取らないように離して置き、保護者にも知らせます。

表6 アレルギーへの対応

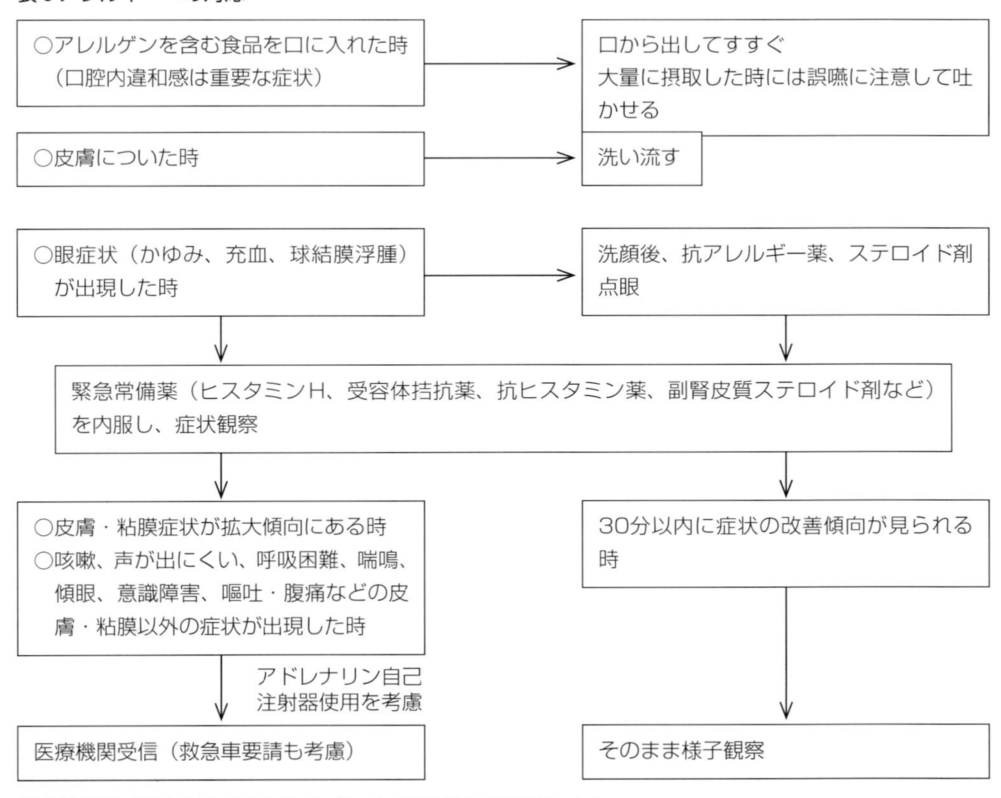

伊藤節子著「親と子の食物アレルギー」（講談社現代新書）より

除去食を作るときの考え方

除去食を作るとき、３つの方法があります。
１．食材として使わない（代替食品を使う）
２．調理して低アレルゲン化させる
３．低アレルゲン化した食品を利用する

キッズキッチンでは１を基本とします。２は行わず、チーズやマヨネーズなどどうしてもプログラムを進めるうえで必要な場合のみ、保護者と相談の上３の方法を利用します。

置き換えを考えるときは「皆と同じものが食べられる、形のそっくりさん」「栄養素（たんぱく質）を抜きすぎない」「即日調理」の３つを柱に考えます。食材もなるべく手に入りやすいものを使い、手間の掛からない置き換えを目指します。

ホットケーキを例に説明をします。ホットケーキは市販のホットケーキミックスも売られ、蒸しケーキにしたり、おやつとしてよく作られ、子どもも大好きなメニューの一つです。

■基本のレシピ（除去していないもの）

小麦粉のホットケーキ
材料　２人分　直径10cm　４枚分
卵（M）１個
砂糖　20ｇ
蜂蜜　10ｇ（大さじ１／２）
油　　10ｇ（大さじ１）
牛乳　75ｇ（75ｍＬ）
　Ａ．薄力粉　100ｇ
　　　ベーキングパウダー　小さじ１
油　適宜（フロテン→テフロン加工のフライパンや油がよくこなれた鉄のフライパンを使うときは油は、ひかなくて良い場合もある）
濡れタオル　１枚（厚手）

作り方
１．Ａ．は混ぜておく。
２．ボウルに卵を割り入れ、砂糖を入れてよく混ぜ、蜂蜜、油、牛乳を順に入れながらよく混ぜる。とろっとしたら１．の粉をふるい入れてよく混ぜる。
３．フライパンを中火で温め油をしき拭き取る。濡れタオルに当ててフライパンの底を冷やして温度を冷まし、２．をお玉一杯分（65ｇ程度）入れて弱火にかける。
４．表面に泡がポツポツと浮いてきたらひっくり返して３分焼き、出来上がり。

代替えにあたって、まず材料の一つ一つがどんな作用をしているのかを考えます。卵は白身は約88％が水分であり残りは固形になるたんぱく質、黄身は約半分が水分で２／３が脂質、１／３がたんぱく質です。ホットケーキに必要なのは、卵の「熱を加えると固まる」性質です。砂糖を入れるのは甘さときれいな焦げ目をつけるため、蜂蜜は香り付けのため、油は出来上がり生地に柔らかさをだし、牛乳は風味（付け）のためです（牛乳がアレルゲン食材という場合は同じ重さの水に置き換えても問題はありません）。小麦粉はホットケーキの中心となる食感のためです。

基本のホットケーキの生地の混ぜた状態（手順２．の最後）をよく見ておきましょう。市販のホットケーキミックスでも同じような状態になります。

＜小麦粉の代用としての米粉を使う＞

小麦粉の代用として米粉が選ばれるのは、日本では昔から新粉（粗い粉）、上新粉、上用粉（細かい粉）と、うるち米の米粉が使われており簡単に手に入りやすいことと、水に溶いて熱を加えたときに、透明で粘力がある状態で固まる片栗粉や葛粉と違って濁って固まるところが小麦と同様だからです。小麦粉と米粉が大きく違うのは、米粉には水を加えて練ってもグルテンを形成することがないということです。米粉では麸はできませんし、小麦粉と同様のパンを作ることもできません。うどんやパスタを作るときには米粉に他の澱粉を加えて調整する必要があります（レシピ参照）。米粉は油となじみにくい性質があります。水は小麦粉と比べるとよく吸水しますが、グルテンができないのでフワリと空気を抱き込むことができず、小麦と比べると垂れた生地になってしまいます。卵の白身をよくあわ立てて作るとしっかりとした生地になり垂れませんが、粉を混ぜて簡単に作るとなるとそうはいきません。

以上を踏まえて置き換えると、以下のようなレシピになります。

米粉のホットケーキ（小麦粉を置き換え、小麦アレルギーに対応）

■米粉のホットケーキ

材料　２人分　直径12cm　４枚分
卵（M）１個
砂糖　20ｇ
蜂蜜　10ｇ（大さじ１／２）
油　　５ｇ（大さじ１／２）
牛乳　50ｇ（50mL）
　B．米粉　90ｇ
　　ベーキングパウダー　小さじ１
焼き油（油）　適宜
濡れタオル１枚（厚手）

作り方

1．B．は混ぜておく。
2．ボウルに卵を割り入れ、砂糖を入れてよく混ぜ、蜂蜜、油、牛乳を順に入れながらよく混ぜる。とろっとしたら1．の粉を入れてよく混ぜる。
3．フライパンを中火で温め油をしき拭き取る。濡れタオルに当ててフライパンの温度を冷まし、2．をお玉一杯分（60ｇ程度）入れて少し中火よりの弱火にかける。
4．表面に泡がポツポツと浮いて穴が開いたら、ひっくり返し火を弱火にして２分焼き、出来上がり。

砂糖は甘みと焦げ目を作るために必要です。米粉は小麦粉と違って焦げ目がつきにくいので、あまり減らさない方がよいでしょう。見た目が変ってきます。油は生地に入りにくいので１／２量に減らします。アレルギー症状がひどい場合はこの油は抜いても構いません。生地が垂れて形成が難しくなるため、牛乳は小麦粉のレシピの75mLから50mLに減らしています。ここでも牛乳は水に置き換えても問題はありません。また、もしアレルギーが出なければ、オート麦（オーツ）40ｇ（１／２カップ）を加えると食物繊維で高さが出ます。そうすると、生地を混ぜたときの感じが小麦粉の場合に近づきます。

焼くときも小麦粉は８割方火が通ったところでひっくり返すのに比べ、米粉は９割方火を通してからひっくり返します。小麦粉のときよりも少し強い火で焼くことで、生地がふわりとします。ただし、小麦粉と比べると高さは出にくくなります。

米粉は小麦粉よりも吸水が良いが気泡を抱えることは苦手なので少し高い温度で手早く焼き上げる、油が入ると生地は柔らかくなるが油とのなじみが悪いので油を減らす、卵１個に対しての米粉の量を調整する、の３つが米粉のホットケーキでのポイントです。

この米粉のレシピを基本とし、次に卵、牛乳を使わない場合を考えます。米粉は膨らみが悪い、ではどうするかというと、そこに米粉を支える食物繊維を加えます。ニンジンの他、リンゴ、さつまいも、かぼちゃなど、繊維の多いものが良いでしょう。ニンジンは意外と風味がなく黄色い色もつくので、お勧めです。水分もニンジンから出たものを使います。

卵のたんぱく質の分量を魚などで加えます。無くても良い場合は抜きます。砂糖は色のためなので減らさず、蜂蜜はニンジンと魚の味を隠したいのでもう少し増やします。米粉のレシピを基本としています。牛乳への対応としては、大豆アレルギーがなければ豆乳を使います。ナッツアレルギーがなければ、ナッツミルクも使えます。

■ホットケーキ（小麦、卵、牛乳を置き換え、特別な材料を使わない）

材料　２人分　直径８cm　４枚分
白身魚　20～30ｇ
ニンジン　正味　100ｇ前後（中１本）
砂糖　20ｇ
蜂蜜　20ｇ（大さじ２）
油　　５ｇ（大さじ１／２）
　C．米粉　90ｇ
　　　ベーキングパウダー　小さじ1
水　大さじ１～２
焼き油（油）　適宜
濡れタオル　１枚（厚手）

作り方

1．Cは混ぜておく。白身魚は火を通して冷まし、よくほぐしておく。骨が残らないように気をつける。ニンジンは皮をむいてすりおろす。
2．ボウルに白身魚、ニンジン、砂糖、蜂蜜、油を順に入れながらよく混ぜる。1．の粉を入れてよく混ぜる。水分が足りないようなら水を加える。４等分する。（フードプロセッサーを使って混ぜた方がきれいに混ざり、表面がきれいに出来上がる）
3．フライパンを中火で温め油をしき拭き取る。濡れタオルに当ててフライパンの温度を冷まし、お玉一杯分（70ｇ程度）を入れてごく弱火に掛ける。
4．表面が乾いてきたら、ひっくり返して２分焼き、出来上がり。

白身魚は鯛が繊維が細かくおすすめです。鮮度が良く、魚臭くないものならば何でもいいでしょう。白身の切り身１／２を電子レンジにかけ、火を通します。魚の場合、塩分は必要ありません。シーチキンは匂いが強いので甘いホットケーキにはお勧めできません。もし牛乳が大丈夫なのであれば、油を≪溶かしバター≫にし、加える水分を牛乳にすると風味がいっそうよくなります。魚を入れると臭くなりそうですが、気になりません。白身魚も繊維なので少しふんわりします。これは小麦粉や米粉のホットケーキと違って少し固い生地なので、焼くときは始めから成型します。ひっくり返すタイミングが難しいのですが、焼き色がついてはがれるまでゆっくりと焼き、もう片方もゆっくりと焼きます。食物繊維が米粉が糊化するときに空気を抱くのを助けます。

以上のように、代替をしてゆきます。米粉は小麦粉の代用となりますが、細かいところで性質が変るため、置き換えでだけではうまくいかないこともありますので、それぞれ代替え食品の性質に応じて対策を考えます。

表７　卵と牛乳の代わりとなる食品の目

食品	量
○卵1個分のタンパク質（6ｇ）	
鶏肉、豚肉、牛肉	30ｇ
魚	30ｇ
絹ごし豆腐	120ｇ
牛乳	180ｇ
○牛乳コップ1杯（90mL）中のカルシウム（100mL）	
アレルギー用ミルク	180mL
木綿豆腐	83ｇ（1/5～1/4丁）
桜えび（干し）	5ｇ
シシャモ（干し）	33ｇ（1.5尾）
干しひじき	7.1ｇ
小松菜	60ｇ

注意が必要なアレルギー交差反応性

食物に含まれるタンパク質がアレルゲンとなって、発症します。生物のタンパク質は遺伝子を基にして作られます。遺伝子が似ているグループは似たような性質になります。そこで役に立つのが104・105ページの進化の系統樹です。左が植物、右が動物の進化図です。104ページの植物の進化図で例を説明すると、花・果実の項、左から6番目にマタタビ、キウイがあります。マタタビにアレルギーがあれば、チャ（お茶）にも反応する可能性があります。実際に反応するかどうかは、調べてみなければ分かりません。これは医療の範囲になります。

またエビ・カニは種が似ていて、その身体を構成するタンパク質も似ています。タンパク質が似ているということは、アレルゲンも似ているので、アレルギー反応が起こる可能性があります。花粉症がある場合、その花粉と似たタンパク質を持つ食品に対し、耳の奥や口の中が痒くなる口腔アレルギー症候群が出ることがあります（杉の場合はトマトなど）。これは加熱すると反応が弱くなる傾向にあります。またバナナなどにアレルギーがある場合、ゴム手袋（ラテックス）は避け、アクリロニトリルなど別の素材の手袋を使うようにします。除去が必要かどうかは医師が、キッズキッチンへの参加は保護者が決めることですが、代替えメニューを考え提案する際、表を参考にしてください。

表8　臨床的交差反応性

以下の食物などにアレルギーがあると		以下の食物などのどれかに
豆類	ピーナッツ	他の豆類　えんどう豆、レンズ豆など
木の実	クルミ	カシューナッツ、ヘイゼルナッツなど
魚類	さけ	カジキ、ヒラメ
甲殻類	エビ	カニ、ロブスター
穀類	小麦	大麦、ライ麦
牛乳		牛肉、山羊乳、馬乳など
花粉	カバノキ	リンゴ　モモ　メロン
	ブタクサ	
	スギ	
モモ		他のバラ科の果物（リンゴ　プラム　ナシ）
メロン　カンタローブ		スイカ　バナナ　アボカド
ラテックス　ゴム手袋		キウイフルーツ　バナナ　アボカド
キウイフルーツ　バナナ　アボカド		ラテックス　ゴム手袋

アレルギー反応が厄介なのは、その日の体調によってアレルギー症状が出たり出なかったりすることもあることです。アレルギー症状がどのように出るかは本人しかわかりませんので、「このぐらいだから、大丈夫」とスタッフが判断してはいけません。参加者に体調不良が見られる場合には特に注意をしてください。

具体的なレシピ置き換え例

アレルゲンを食べなければ大丈夫、という場合には乳アレルギーでも牛乳をたっぷり使ったメニューでも調理には参加してもらえる場合があります。参加不参加は保護者に決めてもらってください。MILKの冒険（57・58ページ）は子どもたちにも人気のプログラムです。作りやすい分量で対応する場合、一人分で対応する場合があります。

■きのこのグラタン（乳除去）

材料　1人分
マカロニ　30g
エビ　3尾
たまねぎ　1/8個
しめじ　25g
塩　小さじ 1/4
こしょう　少々
油　小さじ1
　A．米粉　大さじ2
　　　豆乳　1カップ
パン粉　小さじ1
油　少々

作り方（手順）

1．マカロニは湯に入れて、表示通り茹でる。
2．たまねぎは粗みじん切りにする。
3．しめじは根元を切っておく。
4．エビはカラを取りぶつ切りにする。
5．フライパンに油を入て火にかけ、たまねぎ、エビ、きのこを火が通るまで炒める。
6．1．のマカロニを入れ、塩こしょうする。
7．Aをまぜ、5に加え、さらに煮る。
8．とろみがでたら、グラタン皿に入れ、パン粉をふる。
9．220℃に余熱を掛けたオーブンで焦げ目がつくまで焼く。

このメニューのグラタンの場合、4までは一緒に作業し、手順5からは個別に作業します。

・かぶの洋風ポトフはホエーを全て水に変更します。
・チーズカナッペは水切りした豆乳ヨーグルトにし、分けて提供します。
・ホエードリンクははちみつレモンにします。（1人分／はちみつ小さじ2、レモン汁小さじ2、水1/2カップ）

乳除去だけでなく、さらに小麦除去にする場合は、さらにマカロニを米マカロニにし、パン粉を除去して煎餅をつぶしたものにします。後は、同じように焼きます。乳アレルギーではなく、甲殻類エビにアレルギーがある場合は、エビを抜き、彩りにニンジン薄切りを10g足し、鶏ささみを1本を補います。

このように「見た目そっくりさん」「栄養を抜かない」を原則として、対応をします。ここでも道具が混じらないようにすることが大切です。

また「アレルギーではないけれど家で食べたことがないもの」で、かつ「保護者が食べさせないでほしいと申し出があったもの」は、キッズキッチンにおいてはアレルギーと同じように対応します。また「宗教上の理由で食べないもの」も同様に扱います。保護者の方に食材情報を開示し、指示を仰ぎましょう。

食の安全について

＜その他　食の安全への対応＞

嘔吐が起こった場合、アレルギー反応によるものなのか、別の原因、つまり食中毒などによるものなのか、分からないことがあります。嘔吐が起こったら、両方の可能性を考え、対応をしましょう。食中毒の種類については表9を参考にしてください。

食中毒がウイルス性である場合、加熱殺菌または次亜塩素酸などでの消毒が必要です。

次亜塩素酸の希釈の仕方を表10に示します。なお、嘔吐対応に当たったスタッフは調理には戻らないようにします。原因が何であれ、食中毒防止三原則「菌を持ち込まない」「菌を増やさない」「殺菌」という対応をします。

表9　食中毒の種類

種類	種類	原因例
細菌性	感染型	サルモネラ菌、腸炎ビブリオ、カンピロバクター、病原性大腸菌（O157）
	毒素型	ブドウ球菌、ボツリヌス菌、ウェルシュ菌
自然毒	植物性	毒きのこ、じゃがいもの芽や光の当たった皮（ソラニン）、青梅
	動物性	ふぐ〔テトロドトキシン〕、一部の貝（サキシトシン）
化学物質		残留農薬、有害重金属（ヒ素、鉛、水銀、カドミウム）PCB
ウイルス性		ノロウィルス、A型肝炎ウィルス
かび毒		穀類（黄変米）、ピーナッツ（アフラトキシン）

表10　次亜塩素酸ナトリウム消毒液の作り方

・ミルトンなど、赤ちゃんの哺乳瓶消毒として売られているものが食品を扱う時に役に立つ。ハイター・ブリーチなどでも良い。なお腐食性があるので金属やメラミンには使えない。金属やメラミンは85度以上1分間を保つ、お湯で殺菌する。

【薄め方】

例：ペットボトルを利用した薄め方

・誤飲を防ぐため、先に必ず表記したものをペットボトルに貼ること（ガムテープで良い）

・500mLペットボトルのキャップは約5mLである

・0.1％液（濃い消毒液）　キャップに2杯を500mLに溶かす

・0.02％液（薄い消毒液）　キャップに半分を500mLに溶かす

参考文献

独立行政法人環境再生保全機構発行「ぜん息予防のためのよくわかる食物アレルギー対応ガイドブック2014」
「親と子の食物アレルギー」伊藤節子（講談社現代新書）
新しい技術・家庭　家庭分野（東京書籍）
栄養学総論　林淳三　高橋徹三（建帛社）
五訂増補食品成分表2006（女子栄養大出版部）
栄養の基本がわかる図解辞典　中村丁次（成美堂出版）
新家庭基礎21（実教出版）
家庭基礎すこやかに生きる（一橋出版）
新家庭総合生活の創造をめざして（大修館書店）
ニュービジュアル家庭科資料＋成分表（実教出版）

2. 調理の基礎を学ぶ

道具

包丁・まな板の正しい使い方について述べます。

＜包丁＞

牛刀／

主に肉類などに用いますが、野菜やパンなど様々な用途に用い、一般に刃渡りが長く大きいです。

出刃包丁／

大きな魚を卸すときに使い、刃が厚く重いです。

ペティナイフ／

果物の皮むきや野菜を切るときに用い、細い作業する時に便利です。

＊使用後は乾いたフキンなどで水気をよく拭き取り、自然乾燥をしてから保管して下さい。

＜まな板＞

木製／

水に強く、適度の硬さがあり、包丁の刃当たりがよい木を選びます。

木製のまな板を使う時には、乾いた物を切る時以外は使用前に十分に水で湿らせておくと、食材の臭いやシミがまな板にしみ込みにくくなります。

使用後は、まな板を洗剤で汚れを洗い落とし、熱湯・漂白剤で消毒してよく乾燥させます。

プラスチック／

木のまな板に比べて雑菌が付着しにくく衛生的ですが、滑りやすいので注意。

抗菌まな板は、製造過程で抗菌剤を練り込んであり、調理後表面に付着した雑菌を殺す仕組みになっています。調理した後に、洗剤で汚れを洗い落とし、熱湯・漂白剤で消毒してよく乾燥させることが必要です。「抗菌まな板だから」といって調理後もそのままにしておくと、雑菌は減少せず、結局大腸菌の住処となってしまいます。

使い分／

魚・肉用と野菜・果物など用に使い分けます。1枚しかない時は、表・裏で魚・肉用と野菜・果物用に使い分けます。

正しい計量

＜台ばかり＞

家庭用は1～2kgはかれる物がよいでしょう。物を量ったら直ぐに下ろすようにしましょう。

図1

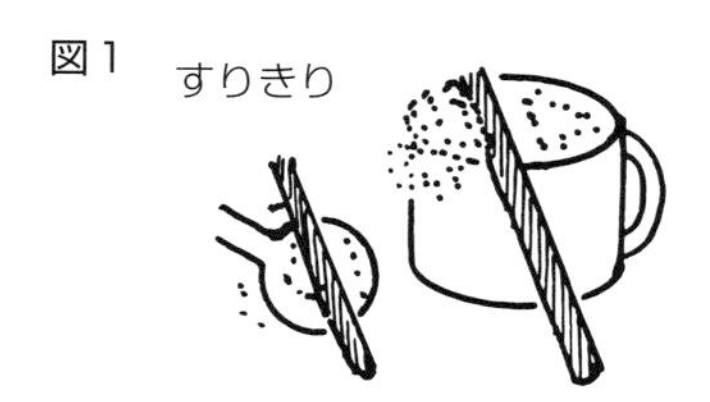

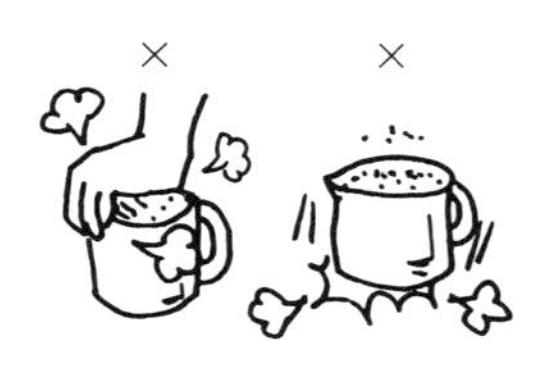

☆粉は押したり、トントンしてつめない。
山盛りにしないで、箸などですりきりにしましょう。

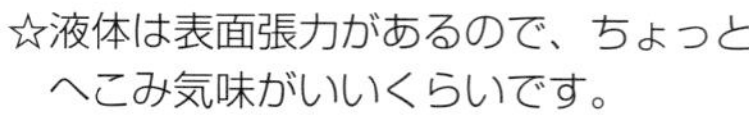

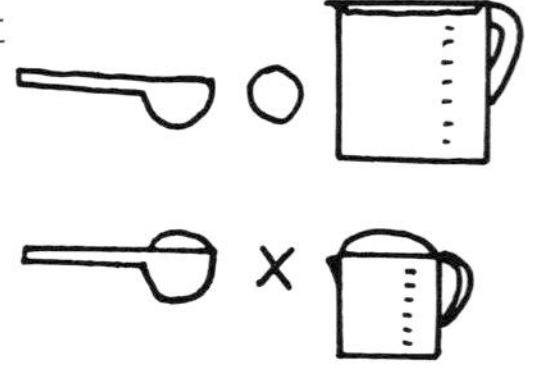

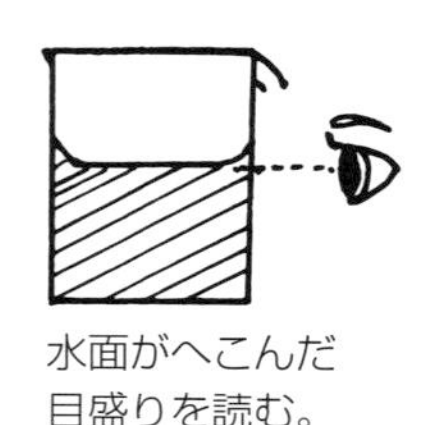

長く乗せておくとバネがのび、狂いやすくなります。

平らのところにおき、目盛りがゼロになっているか確認し、はかりの目盛りと目線を同じにします。

<デジタルはかり>

器をのせ、ボタンを押して表示を０にすれば、中身だけを計量できます。材料を計り足すのも、そのつど０にできて計量が簡単です。最大２裴まで１ｇ単位で計量でき、実用的です。

<基本の計量（かさ）>

液体のはかり方：

大さじ　１　15mL
小さじ　１　５mL
カップ　１　200mL

大さじ・小さじ・計量カップに液体を入れて、ふちまで一杯になり、しかも動かしてもこぼれないように入れます。

粉類のはかり方／

砂糖・塩・小麦粉などは、かたまりの無い状態にして軽くすくい取り、縁からすり切るようにします。（図１）

調味料の量を決める方法

<調味%の基本>

①材料の重量を計る

肉・魚介類・野菜は下ごしらえの済んだものの重量を計ります。汁物・煮汁の多い煮物は、液体の重量を計ります。

②材料の重量（ｇ）×調味パーセント（%）＝塩分（または糖分）の重量（ｇ）
＊表１参照

<食塩>

①味付け

料理の味を作る基礎の調味料で、甘味・酸味などの他の味をつける料理にも塩味は欠かせない調味料です。

塩味の基本の濃度は、人の体液と同じ０・９%を基礎にしています。

②食品から水を出す

魚の下処理（魚臭を除く）・漬物・なますなど。

③保存効果

10%以上で保存性が発揮され、15〜20%で腐敗細菌が繁殖できなくなり、長期保存ができます。

④たんぱく質を固める

魚を焼いた時、早く表面を凝固させて内部のうまみを出しません。

⑤色止め効果

りんご・れんこん・ごぼうの変色防止

例：青菜をゆがく時

野菜の緑色はクロロフィルという色素によりますが、長時間加熱を続けると（熱に弱いため）褐色のフェオフィチンになります。食塩を入れると、

表１　主な調味料や粉の重さと量

	カップ１	大さじ１	小さじ１
水	200g	15g	5g
酢	200g	15g	5g
酒	200g	15g	5g
しょうゆ	200g	18g	6g
みりん	230g	18g	6g
砂糖	130g	9g	3g
塩	—	18g	6g
ごま	—	9g	3g
みそ	—	18g	6g
バター	—	12g	4g
油	180g	12g	4g
トマトケチャップ	230g	15g	5g
小麦粉	110g	9g	3g
片栗粉	—	9g	3g
上新粉	—	9g	3g

クロロフィルの分子の一部が食塩の成分であるナトリウムイオンと部分的に置き換えられて安定な形になると同時に、酸化酵素の作用を抑える効果が期待できます。そのためには２％の食塩が必要となり、食品に塩の味がついてしまいます。少量の塩分では効果が薄いので、塩を入れず、たっぷりのお湯で短時間にゆがくと、高温が保たれ酸化酸素の作用を抑えることができます。

⑥対比効果

２種類以上の異なる味を同時に味わった時、一方または両方の味が強くなります。塩は甘味や旨みを強める対比効果があり、お汁粉などに塩味を感じない程度に加えると、甘味を引き立てて全体の味をひきしめます。二杯酢・三杯酢をはじめいろいろな合わせ調味料は、塩を主体とする対比効果が目的です。

＜醤油＞

醤油は調味料の中で完成した味を持っているので、調理に使うのだけでなく、食卓でつけ醤油、かけ醤油として使われます。

色と香りを生かすため、長い加熱をさけ、料理の最後に加えます。煮物のようにはじめに加える時でも、少し残しておいて仕上げに加えます。①味付けして、②香りを生かして、③かくし味で仕上げます。

＊色の濃さにより濃口醤油と薄口醤油に分けられます。濃口醤油のほうが味と香りが強く、薄口醤油のほうが食塩濃度がやや高目です。

＊煮魚に醤油が欠かせないのは、醤油にはマスキング効果があり、加熱により独特の香りが出て魚臭が消されるからです。

＊醤油は、空気に触れたり日光や熱によって色が褐色になり、風味も落ちます。開栓後は、冷暗所か冷蔵庫に保存すると良いでしょう。

＜酢＞

人間が手をかけた最初の調味料が酢です。

醸造酢／

穀物や果物を発酵させたもの。原料が単一の場合は、「米酢」「玄米酢」「りんご酢」などと称します。また、アルコール・糖類を添加していないものには「純米酢」「純玄米酢」など「純」とつけることができます。

合成酢／

酢酸に糖類・化学調味料を加え、醸造酢を混ぜたものです。

＊食酢の成分には揮発性物質が多いので、風味を保持するためには、酢漬けのようなもの以外は調理の最後に使い、長い加熱を避けるようにします。調味料として食酢だけを単独で使う料理は無く、食塩・さとうなどと併用します。

＊酢の働きで代表的なものに防腐・殺菌効果があり、食べ物を傷みにくくします。

酢の殺菌力：微生物はたんぱく質でできているため、酢がそのたんぱく質を変成させて、細菌の殺菌や増殖をおさえることができます。殺菌力を利用して、酢をうすめた水でまな板や調理器具を洗い、菌の繁殖を防ぐことができます。

タンパク質の凝固を促進：卵をゆでている途中で殻が割れた時に酢を加えると白身を速く固めることができます。ポーチドエッグを作る時にお湯に酢を加えるのもこのためです。

木酢はかんきつ類のしぼり汁などです。

褐変を防ぐ／

れんこんやごぼうなどのアクが強い野菜は、包丁で切ると褐色に変化してしまうので、切ったそばから酢水につけていきます。酢はこのように褐色に変化することを防ぐ作用があります。

カルシウムをイオン化／

昆布を煮るとき酢を加えると、昆布の糖質のアルギン酸に結合しているカルシウムをイオン化し、アルギン酸の幕を水が通りやすくし、昆布をやわらかくします。鰯に酢を加えて煮ると、同じようにやわらかくなります。

<味噌>

味噌は発酵によって作られるので、材料配合が同じでもでき上がりの味や香りは必ずしも一定ではなく、昔は地域や各家庭に独特の味噌が作られていました。自分が生まれ育った味噌の味を好み、これが「手前味噌」の語源になりました。

味噌は大豆を原料としているためサポニン・イソフラボンなどのポリフェノール類を含み、生活習慣病の予防などに期待されています。

味噌汁のように味噌そのものを味わう時には、数種類を合わせて使ういろいろな味が楽しめます。白味噌と赤味噌、淡色味噌と赤味噌、寒い地方の味噌と暖かい地方の味噌を合わせます。また、季節により冬は甘くて濃い目の白味噌仕立て、夏はさっぱりと辛口の赤味噌仕立てが良いでしょう。

<砂糖>

砂糖は調味料であると同時に、速効性のエネルギー源となる栄養素でもあり、菓子類では本体を構成する原料ともなります。

砂糖の調理／

①温度による甘味の変化が無い（甘味度の基準になる)。
②水に溶けやすい。
③保水性がある（卵白の気泡を保つ)。
④でんぷんの老化を防ぐ（羊かん・あん)。
⑤防腐性（保存効果・ジャム)。
⑥高温で分解し、きれいな色を出す（カラメルソース)、生臭さを隠す（煮魚)。

砂糖は味付けの適量（水溶液で５～８％）を超えて使われることが多く、水羊かんには30％、煮豆・ねり羊かんには50～60％の砂糖が含まれています。塩味や酸味と違って、甘味はかなり濃い味の刺激でも味覚的には受け入れるので取りすぎになりやすく、エネルギー過剰・虫歯・糖尿病・ビタミン欠乏などを招きやすいので注意が必要です。

甘露煮・煮豆は、材料の50％近くの砂糖が入ります。これだけの砂糖を一度に加えると、砂糖が周囲の水と急速に結びつくため、栗や豆から水分が引き出されて材料の組織が引き締まり、砂糖の溶けた汁はなかなか材料のほうに戻らず、栗はかたくなって煮くずれしやすくなり、豆はしわがよりやすくなります。

<酒>

料理用の酒は、ほとんどが清酒・ワインです。アルコールは肉魚などの組織を軟化し、一方でたんぱく質の編成を促進して熱凝固などを早め、歯ざわり・歯ごたえを変化させる他、香気成分が魚の臭気を消します。複雑な味や香りの成分が総合されています。

酒の煮きり／

アルコール分を必要としない料理に調味料として使うときに煮切ります。酒を鍋に入れて火にかけ、沸騰したら火に近づけてアルコール分を燃やします。アルコールが揮発する時に魚の臭みも一緒に揮発し、臭みが飛びます。

酒の働き／

①生臭を消す、②香りを良くする、③味をしみこみやすくする、④旨みをます、⑤煮崩れを防ぐ、⑥腐りにくくする。

料理酒／

うまみ成分などが添加されており、酒税法上「みりん」という種別に分類されます。主に料理用のため税も減額されています。さらに塩分が２％程度加わると、飲むことができないと見なされて、アルコールを含んでいても酒税はかかりません。

<みりん>

アルコール分14％で酒類として扱われます。米麹の糖化酵素によりもち米のでんぷんが甘味成分に変わり、熟成していく間に独特の甘味・

香りをかもしだします。

＊みりんが無い時は、甘味はイコールではありませんが、砂糖対酒を１：３の割合で混ぜると、みりんに似た味にすることができます。

みりんの働き／

①生臭を消す、②香りを良くする、③味をしみこみやすくする、④旨みをます、⑤煮崩れを防ぐ、⑥腐りにくくする、⑦甘味をつける、⑧照りやつやをつける。

みりん風調味料／

アルコール分１％未満。糖液に化学調味料・アルコール・その他の成分を添加したものです。

<調味料を入れる順番>

煮物を味付けするとき、調味料を入れる順番は、昔から言われるように「サシスセソ」です。「サ」は砂糖、「シ」は塩、「ス」は酢、「セ」は旧カナで「せうゆ」で醤油、「ソ」は味噌かその他です。

順番を守るだけで、煮物料理は確実においしく仕上がりますが、これには科学的な根拠があります。

砂糖が最初の理由は、砂糖の分子量は塩の分子量の６倍近い大きさのため、塩のほうが材料にしみこむ速度が速く、塩を先に加えると材料を引き締め、後の砂糖の進入を妨げるからです。

さて酒はどこで入れるのでしょう？　煮魚のときなどは、砂糖と同じ頃に入れると、アルコールが揮発する時に魚の臭みも一緒に飛ばされ、臭みを消します。

だし

旨み成分を水の中に浸出させたものをだしと言います。

<うま味>

昆布から発見されたグルタミン酸、かつお節のイノシン酸、椎茸のグアニル酸が代表的なうま味成分といわれ、日本で発見されました。一般的にアミノ酸と呼ばれ、トマトが完熟していく時や生ハムやチーズが熟成されていくとグルタミン酸が濃縮され、うま味成分が増していきます。また、肉や魚から抽出されるイノシン酸は、動物性のうま味成分です。

<味の相乗効果>

昆布のグルタミン酸とかつお節のイノシン酸が働きあうと、深い旨味がつくりだされます。このように、混ぜ合わせることにより、両方の味がともに強められることを、味の相乗効果と呼びます。

<味の抑制効果>

塩辛いものにしょうゆをたらすと、塩辛さが抑えられることがあります。これは、しょうゆの中に含まれる有機酸類に塩味をやわらげる力があるためです。このように、混ぜたときに一方あるいは両方の味が弱められることを抑制効果と言います。

<味の対比効果>

だしはとったそのままのものよりも、塩を少量加えたほうが、より強く旨みを感じることができます。お汁粉に塩を加えると甘味がより引き立つのも、対比効果です。

<日本料理の出しの材料>

削り節・かつお・さば・むろあじなどを混合させたものもあります。長くおくと風味が落ちるので、早く使い切りましょう。缶や密閉容器で保存します。

昆布／

家庭用には利尻昆布・日高昆布がおすすめです。黒っぽく、よく乾燥した肉厚のものを選びます。はや煮昆布は煮物用です。

煮干し／

形が整ってよく乾燥し、うろこがついていて青銀色に光っている物が良いものです。赤みを帯びて油やけした物では、美味しいだしが取れません。

<基本のだしの取り方（４人分）>

例：昆布とかつおだしの取り方

水　４カップ　昆布　３～５cm角

かつお節　１／2カップ

①昆布を乾いた布巾で拭きます（表面の砂やゴミを取る）。白い粉は旨み成分ですから、洗い流したりふき取ったりしません。

②鍋に水を入れて昆布を30分ぐらいつけておき、火にかけます。

③ぶつぶつと泡が浮かび、沸騰寸前になったら昆布を取り出します。

④かつお節を一度に入れます。

⑤再びふわっとわき上がったら火を止め、かつお節が沈むまでおいてザルで越します。

例：かつお節のだし

水　４カップ　かつお節１カップ

①水を沸騰させてかつお節を一度に入れます。

②再び沸騰したら火を止め、かつお節が沈むまでおいてザルで越します。

例：昆布と煮干のだし

水　４カップ　昆布３～５cm角

煮干し　15g

①昆布と煮干しを水につけて20～30分おきます。

②中火にかけて途中で浮いてくるアクは取ります。

③昆布のまわりにぶつぶつと泡が浮かび、沸騰寸前になったら昆布と煮干を取り出します。

ごはんの炊き方

①米は手早く洗います。最初の水をさっと捨てます。ゆっくり洗うとぬかの水を吸って美味しくなくなります。

②米を研ぎます。米粒と米粒がこすれるようにすると、米の筋にあるぬかも落ちます。これを「米を研ぐ」と言います。

③吸水（20～30分）させます。吸水が悪いと美味しくたけず、しんができることもあります。

④炊きます。鍋の場合は、火にかけ、弱火～中火で８～10分ぐらいかけて沸騰させます。少し火を弱めて、ふきこぼれないような火加減で３～５分沸騰を続けます。次にごく弱火にして15分炊きます。最後に５秒強火にし、余分な水分を飛ばして火を止めます。10～15分蒸らして上下に混ぜます。

調理のコツ

<野菜のアクの抜き方>

アクは野菜に含まれている苦味やエグミなどのことです。アクの強い野菜はそのままでは食べにくいので、アク抜きが必要です。ただ、アクも野菜の持ち味ですので、完全に抜いてしまうと野菜の持ち味が失われますので、独特の旨みがなくならない程度にアク抜きすることです。

アク抜きは、水につける方法、ゆでる方法、酢や塩などを加えてアクを抜くと同時に味をつける方法があります。

塩／

熱や酸で変色しやすい青物野菜などのアク抜きに使用します。但し、ゆでるとき２％の食塩が必要ですので、食品に塩味がついてしまうこともあります。

酢／

白い野菜が空気に触れて褐変するのを防ぎます（れんこんなど）。

米ぬか・米のとぎ汁・小麦粉：エグミの成分であるシュウ酸がぬかなどの溶液に溶け出し、ぬかのでんぷんが材料の表面をおおって酸化や旨みの流失を防ぎます（たけのこなど）。

重曹・灰汁／
　繊維をやわらかくする働きがあるので、繊維のかたい物や多い物に使います（わらび・つくし）。

大根おろし・タカのつめ／
　ずいきはアクが強いので筋を取ってきり、大根おろしとタカのつめでアクを抜きます。

<野菜のゆで方>

野菜をゆでる目的／
①かたい材料をやわらかくする。アクを抜く。色を鮮やかにする。余分な水分を取る。
②水から入れてゆでるもの。にんじん・大根・かぼちゃ・たけのこ・いも類など火の通りにくい材料や加熱しても色の飛ばないもの。
③熱湯からゆでるもの。ほうれん草などの青菜類やいんげん・絹さやなど、加熱すると色の変わりやすいもの。

野菜のゆで方のコツ／
①湯をたっぷり準備する（温度を下げないで手早くゆでる）。
②材料の水気を切ること（温度を下げないため）。
③強火でふたを取ってゆでる。

<基礎的な調理>

煮る／
　材料を食べやすいやわらかさにすると同時に味をつけます。

蒸す／
　材料に含まれている栄養分が流失しないのが利点です。蒸し物は材料の形が崩れないので、見た目もきれいな仕上がりになります。水を十分に沸騰させて蒸すこと。途中で湯が足りなく成った時は水でなく湯を足します（温度を下げないため）。

あえる／
　あえる材料は前もってもどします。ゆでる、薄味で煮るなどの下ごしらえをします。材料の水気をよく切って冷ましておき、食べる直前に和えます。

揚げる／
　コツは油の温度を一定に保つことです。一定に温度を保つために鍋は厚手のものを使用し、火力の調整をすること。
　油の温度の見分け方は、溶いた衣が鍋に沈めば150度、油の中ほどから浮き上がれば170～180度です。

炒める／
　中華料理の代表的な調理方法は、いためものを「炒　チャオ」と言います
①材料に下味をつけずに一気に強火で炒める。
②下味や片栗粉などにつけ、タレなどに漬け込んでおいて強火で炒めてさっと煮る。
③材料をゆでたり蒸したりした後で炒める。

失敗しないため／
※材料の水気をよくきり同じ大きさに切りそろえておく。
※鍋を良く熱しておき油を全体になじませておく。
※香味野菜を先に入れて油に香りをつけ、火の通りにくい物から炒める。あらかじめ調味料は合わせておく。

魚の扱い方の注意

<腸炎ビブリオ菌>

　腸炎ビブリオは海水や海底の泥に存在し、海水の温度や気温が上昇すると海水３～５％の塩分濃度中で大量に増殖し、魚介類に付着して運ばれます。真水のなかでは生きていけないので、魚介類を調理する前に水道水などで十分に洗いましょう。
　腸炎ビブリオは、一般の細菌に比べ増殖する

スピードがとても速いのが特徴です。夏場、腸炎ビブリオのついた生のさかなや刺身などをそのままにしておくと細菌が急速（２～４倍）に増加するため、それをそのまま食べると食中毒になります。ただ、熱に弱いので、魚介類を加熱調理すると食中毒を防ぐことができます。

この感染による食中毒は急性胃腸炎で、６～32時間の潜伏期間を経て発症します。主症状は発熱、嘔吐、上腹部痛、下痢で、粘血便を排出する場合は赤痢と間違われることがあります。

<アニサキス>

サバ、ニシン、スルメイカ、アンコウ、タラ、イワシなどの魚介類に寄生している寄生虫で、これらの魚を生で食べたとき、まれに人の胃や腸壁に侵入し、２時間から10時間後に激しい腹痛や吐き気、おう吐などの症状を起こします。

通常の料理で使用されている程度の、わさび、醤油、酢などでは死にませんが、マイナス20℃で24時間以上凍結すると死滅します。

予防は加熱調理するか、生食の場合は魚を処理する際に確実に除去することです。また魚を処理する際に、幼虫がまな板や包丁などの調理器具を介して、刺身などの食品に混入する場合があるので、調理する際は他の食材を近くに置かないことや、使用した調理器具は熱湯をかけて洗浄することが重要です。

<魚料理のコツ>

煮魚／

煮汁を沸騰させてから魚を入れて煮るのは、すばやく表面のたんぱく質を固めて、旨みがとけ出るのを最小限に抑えるためです。

落としたぶたの効用／

少量の煮汁でも魚に味をしみこませ、短時間で煮えます。ふたに煮汁が当たり対流するので、全体が煮汁の中にあり味が平均につきます。

魚を焼く／

焼き物では“強火の遠火”が美味しいとされています。遠火で強い熱を加えると、表面に良い焦げ目がついて食材の中のうまみが閉じこめられ、やわらかく仕上げることができます。

魚に塩を振る／

さば、さんまなどは１時間ほど前に塩を振ります。青魚は生臭みが強いので、水分を抜くことで臭いをとることができるからです。脂肪の多い魚（ぶり）や水分が多い魚（ます）は塩の回りが遅いので、やはり１時間ほど前に塩を振ります。

<卵の調理>

卵黄と卵白の成分や性質の相違により、卵白には起泡性、卵黄には乳化性があります。

卵の主成分はたんぱく質で加熱したりかくはんしたりすると多様な性質を持つため、調理の範囲が広いです。

卵白と卵黄は温度によって凝固状態が異なります。卵白は58℃でにごり始め、62～80℃で固まり始めますが、完全に固まり始めるのは、80℃以上。卵黄は65～70℃で完全に固まります。この温度差を利用したのが温泉卵です。

＊熱凝固性　卵黄・卵白：たんぱく質が加熱によって凝固する。温泉卵・プリン・茶碗蒸し
＊乳化性　卵黄：水と油が混ざってなめらかな常態になる。マヨネーズ
＊起泡性　卵白：かくはんすると空気をつつんだ泡を作る。スポンジケーキ・メレンゲ

乾物について

乾物は、基本的に収穫したものをそのまま日に干したり、自然に醗酵させたりした無添加の自然食品です。保存は湿気を嫌いますのでびん、缶、ビニール袋などに入れ、乾燥剤を入れて密封して乾燥したところに置きます。

高野豆腐／
　大豆が原料の植物性蛋白質源。温湯（40度）で戻し、ふくらんできたら湯の中で両手にはさんで押し洗いし、水を替えて使います。中心に芯が残ったり、ふっくら柔らかく煮えないときのものは、製造されてから時間が過ぎたものです。

ひじき／
　鉄、カルシウム、リン、カリウム、ヨウ素が多く含まれ、特に鉄はなんと牛乳の500倍も含まれ、カルシウムはこんぶの２倍も含まれる優れものです。ミネラルを豊富に含み、食物繊維も多く含むため、血液をきれいにするほか、高血圧や動脈硬化の予防にも効果があります。カルシウムは骨を丈夫にし、中枢神経をやわらげ、イライラをしずめるなどのはたらきがあります。多量に含まれる鉄分は貧血には有効ですが、ひじきの鉄は吸収しにくいため、野菜と一緒に摂取するとビタミンＣが鉄の吸収をよくしてくれます。
　たっぷりの水に30分ほど浸けた後、よく洗ってよごれをとり、熱湯で２、３分ゆでてザルにあけ、それぞれの料理に使います。

食品の保存

＜冷凍保存＞
　冷凍することで組織が壊れたり分離したりするものは冷凍できません。
　＊青菜は変化を起こすのでゆでたり、炒めたりしてから冷凍します。
　＊凍庫内は乾燥しているので食品の包装は二重にします。
　解凍には大きく分けて２つの方法があります。生ものは自然解凍、生の肉や魚などは半解凍で調理開始。ゆでた野菜や調理した食品、下ごしらえをした半調理品は凍ったまま調理加熱してしまうものです。電子レンジ解凍はすべての食品を秒・分単位で解凍し、調理済み食品なら解凍加熱が同時にできて便利です。

＜冷蔵保存＞
　冷蔵庫内の感染に注意。食品についている菌は低温で生き続けています。中毒を起こす菌は肉や魚、その加工品などにつき、汁がたれたりすることで感染します。常にきちんと包装して、ほかの食品と接触することのないようにします。冷蔵庫内の感染を防ぐため２週間に一度は庫内をぬれぶきんでふき、逆性石けんか消毒用アルコールで二度ぶきします。

＜まとめ買い保存法＞
　葉ものは水気を持たせた新聞紙にくるんでからポリ袋に入れ、冷蔵庫内で立たせて保存するのが良いでしょう。買ってすぐにゆでて冷凍しておけば便利です。
　レタスは芯をくり抜いて、焼酎を含ませた綿を詰め、ぬれたふきんに包んでポリ袋に入れて冷蔵庫へ。キャベツも同様に芯をくり抜いて、水を含ませた綿を詰め、新聞紙に包んでポリ袋に入れて冷蔵庫へ。白菜は新聞紙に包んで冷暗所にしまうか、乾いた土の中に埋めます。
　だいこんは葉は切り落としてゆでて使います。新聞紙に包んでポリ袋に入れて冷蔵庫か冷暗所に置きます。ゆでたけのこは密閉容器に入れて冷蔵庫に入れ、時々水をかえます。芋は寒さと湿気を嫌うので、新聞紙に包んで暗くて風通しのよい所で保存します。
　ねぎやごぼう、だいこんなどの泥つきの野菜は、日陰を選び土に埋めると１カ月くらいは持ちます。野菜を長持ちさせるには、畑に生えている状態で保存するのがベスト。泥つきのまま、丸ごとのまま、野菜がリラックスできるように保存します。
　蒸れると傷みやすい玉ねぎや日光に当たると芽が出やすいじゃがいもは、新聞紙を敷いたかごなどに入れ、風通しの良い冷暗所で保存。ネットに入れてつるしてもOK。冷蔵庫に入れる必要はありません。

KidsKitchen

Ⅴ 資料編　キッズキッチン実施の参考資料と書式

私たちはここ数年、子どもたちの体験食育であるキッズキッチンの実践を積み重ねてきました。ここでは、そのなかから生み出されてきた料理の手引や、使用してきた実施要綱、様々な書式といったものを収録しています。みなさんがこの本をもとにキッズキッチンを実施される場合の参考になればと考えました。それぞれの対象、環境、規模などに合うようにつくり替えてお使い下さい。

資料1　野菜のきり方いろいろ

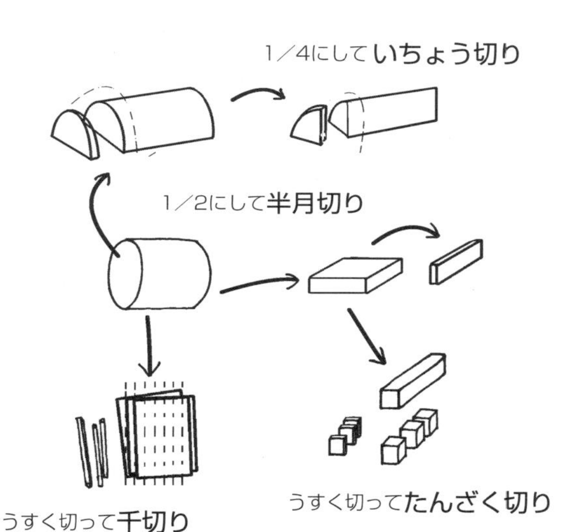

半分に切ってから切り目を入れて みじん切り

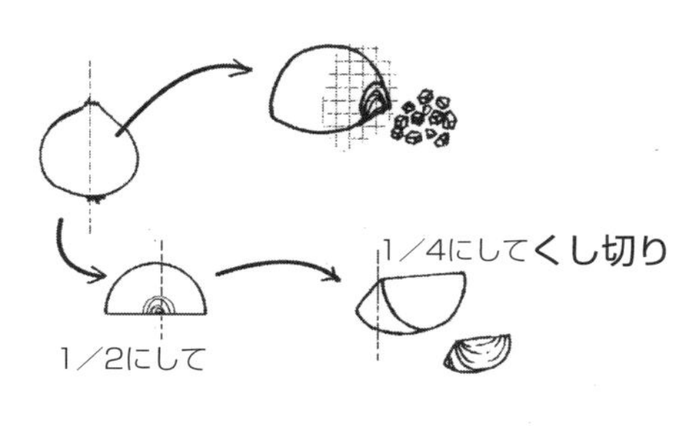

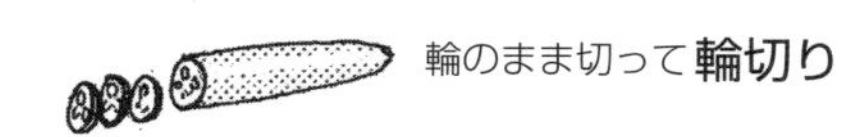

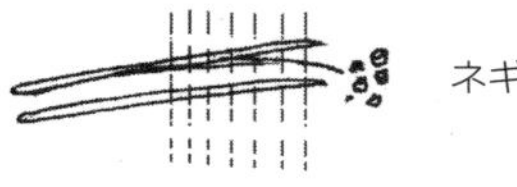

ネギなどだと 小口切り

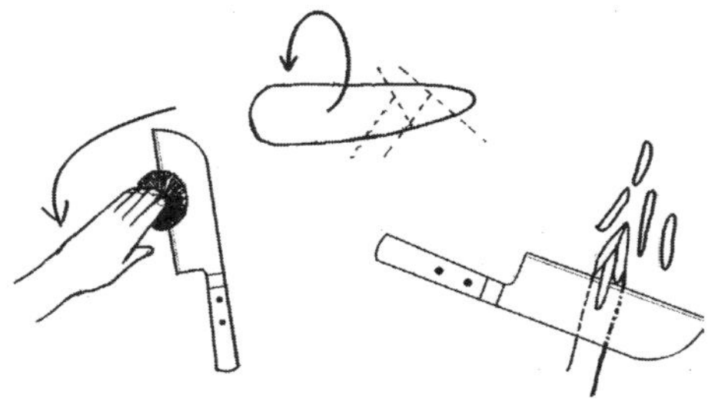

はさんでななめにそぐように切って そぎ切り

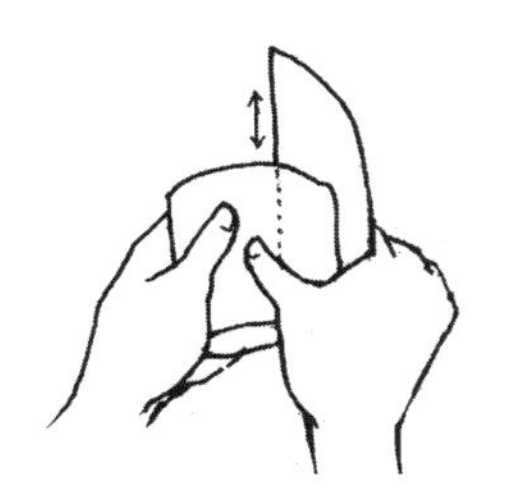

まわしながら切って かつらむき

資料2　献立を組む時のヒント

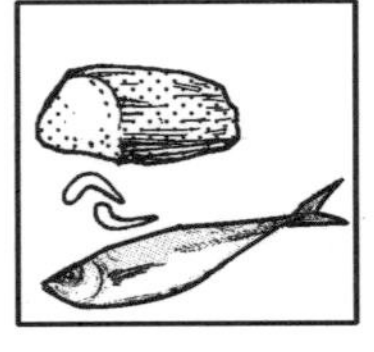
①たんぱく質

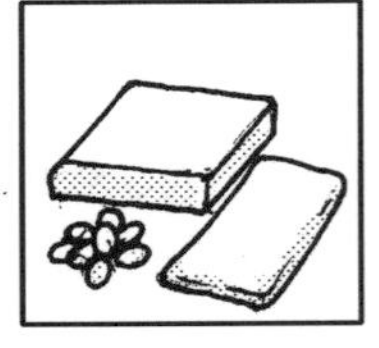
②豆（大豆）

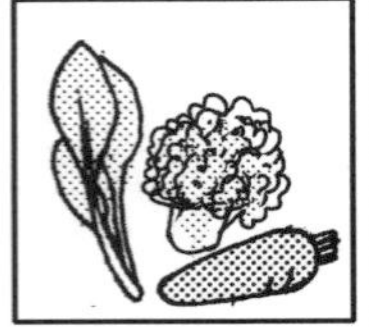
③緑黄色野菜

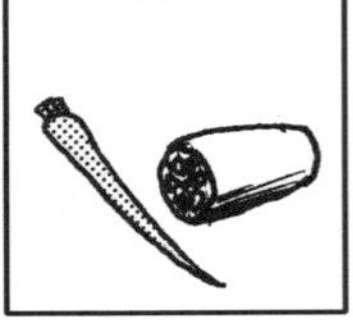
④根菜

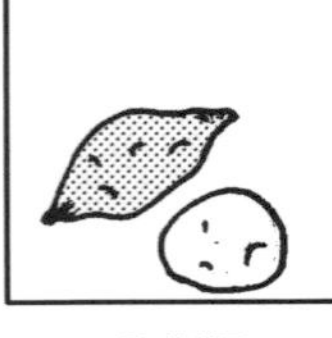
⑤芋類

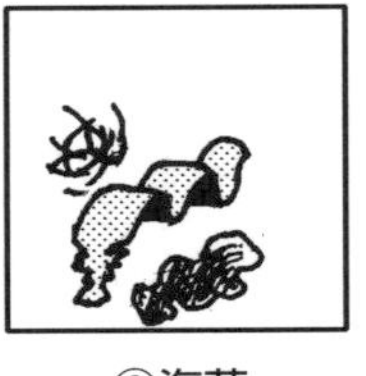
⑥海草

魚１豆１野菜が４、おまけが４つあればいい

献立をつくるときに気をつけなければならないのが、バランスよく色々なものを取り入れるということですが、これがなかなか難しいもの。食生活指針にも図で視覚化されたものがありますが、子どもにも説明しやすい簡単な形をご紹介します。

そこでこの「魚１豆１野菜が４、おまけが４つあればいい」という、ごく単純な指針が役に立ちます。これは母から伝わったものでです。

①「魚」というのは鶏、豚、牛、卵、魚などなど動物性たんぱく質のこと。②「豆」は大豆と大豆からできた豆腐、揚げなどの植物性たんぱく質、そして「野菜」というのは、③ニンジン、ほうれん草などの緑黄色野菜、④ごぼう、れんこんなどの根菜、⑤ジャガイモ、サツマイモなどの芋類、⑥わかめ、ひじきなどの海藻類、の４つをさします。さらに「おまけ」の４つというのは、⑦キャベツ、きゅうりなどの淡色野菜、⑧ご飯、パスタ、パンなどのでん粉質、⑨チーズ、牛乳、ヨーグルトなどの乳製品、⑩は旬の果物をさします。

これら全部を一つひとつ照らし合わせてみると、足りないものが見えてきます。また、これらの一つひとつを少量ずつ食べる、と考えるだけでも自然とバランスよく食べることができます。また、献立を組み立てる場合だけではなく、献立の材料を図にして視覚的に説明できるため、抽象化がしにくい小さな子どもたちにも分かりやすく説明できます。実際に教室では、これを大きな図にして、たんぱく質は赤、でん粉質は黄、野菜は青で枠をつくって見やすくし、その日使う食べ物を分類して説明しています。

⑦淡色野菜

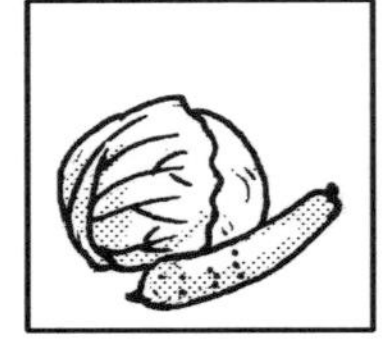

⑧でんぷん質

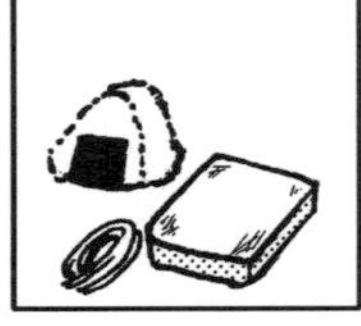

⑨乳製品

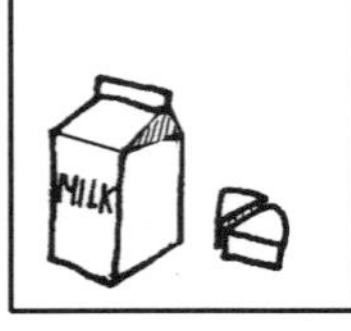

⑩旬の果物

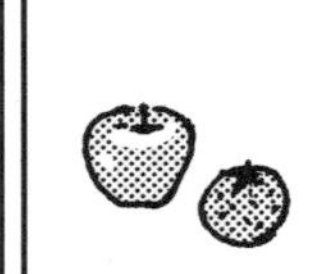

資料3　配膳・盛りつけのポイント

配膳のポイント

食卓は65～67cmが食べよい高さです。

夕はんは飯椀を中心に。お膳の上では右肩が首座です。ごはんは手前、汁は右手前。主菜（横綱格）は右肩、副菜（大関格）は左肩、副々菜（関脇格）は中央に、平面配列します。

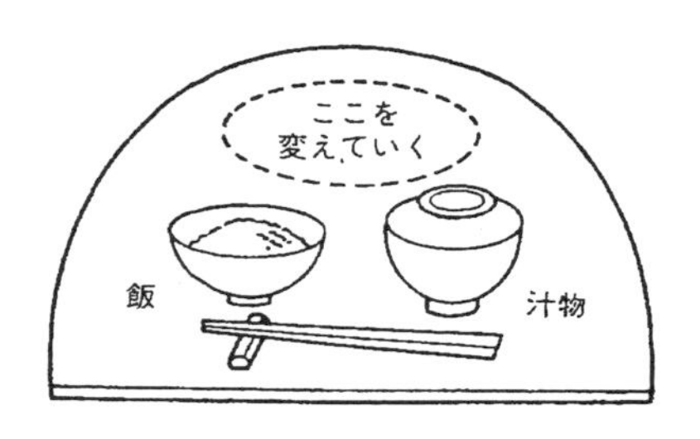

お酒でもてなす場合

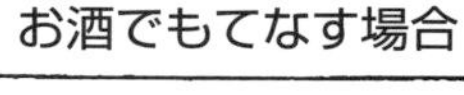

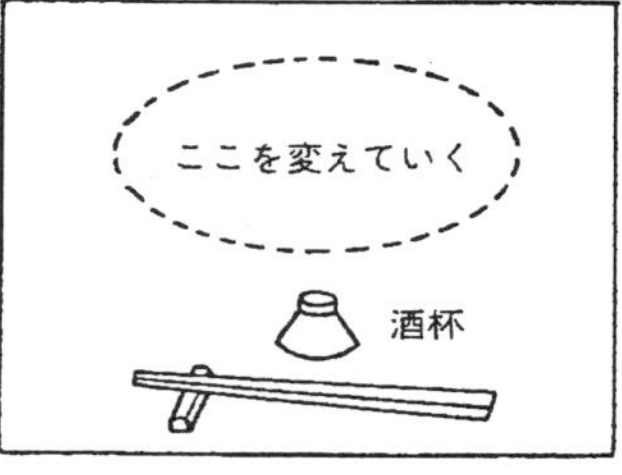

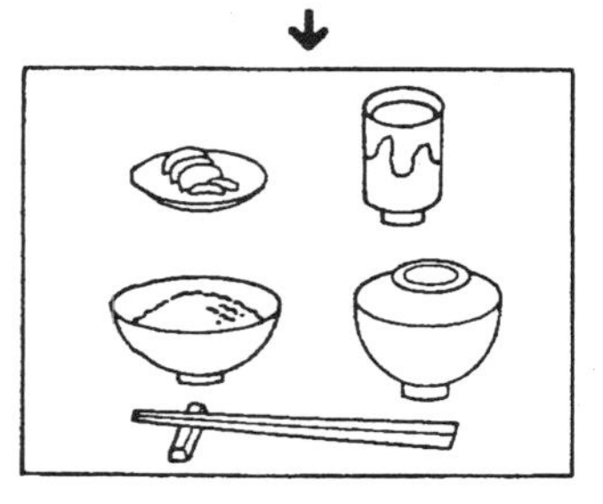

盛りつけのポイント

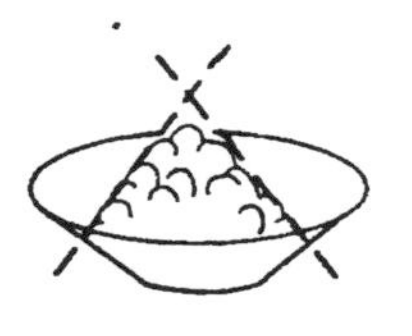

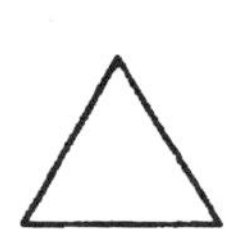

キャベツのせん切り（コールスロー）
トンカツ
パセリ
レモン

右肩を高く、左手前が低くなるように

●一汁一菜

主菜
飯
汁
漬け物

●一汁二菜

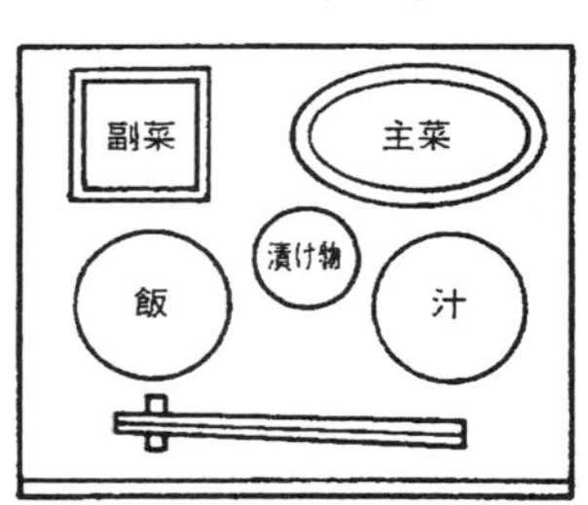

●一汁三菜

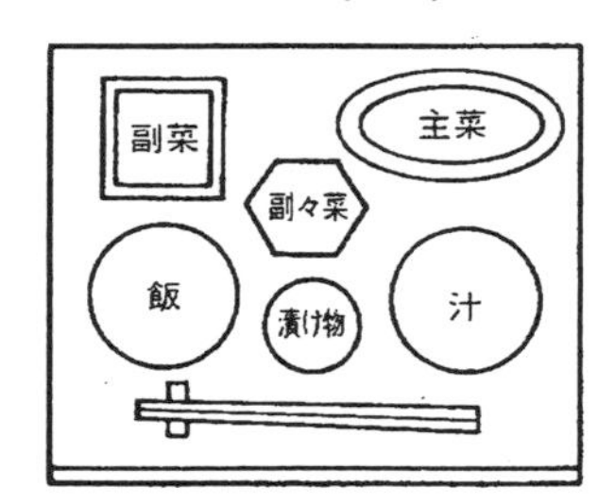

●汁のない場合

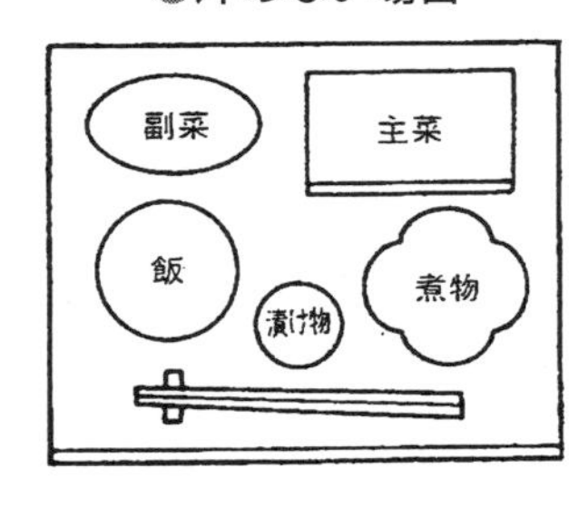

●そば、冷やしそうめん

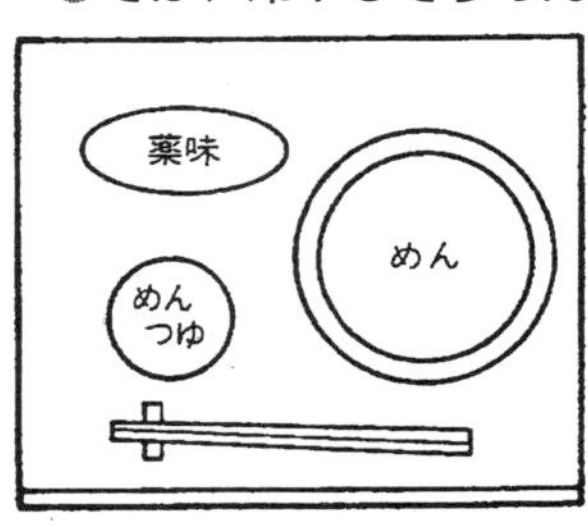

●お弁当

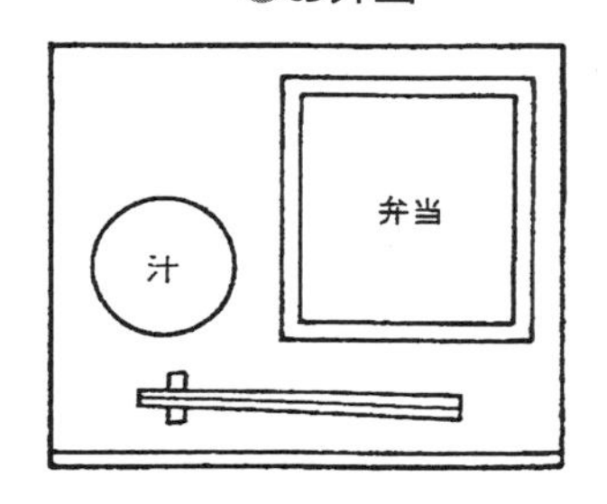

●カレーライス

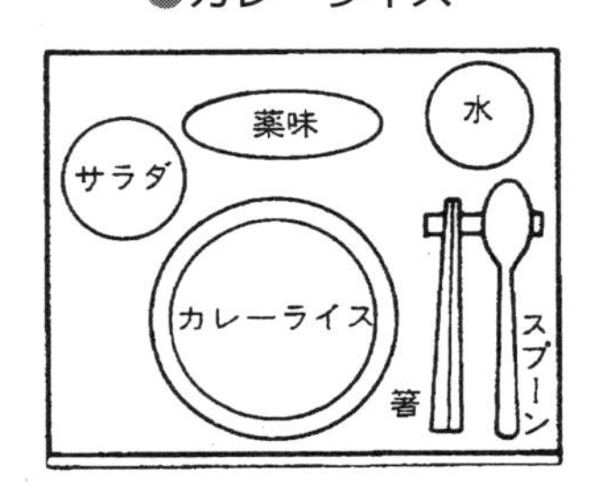

●すしなど

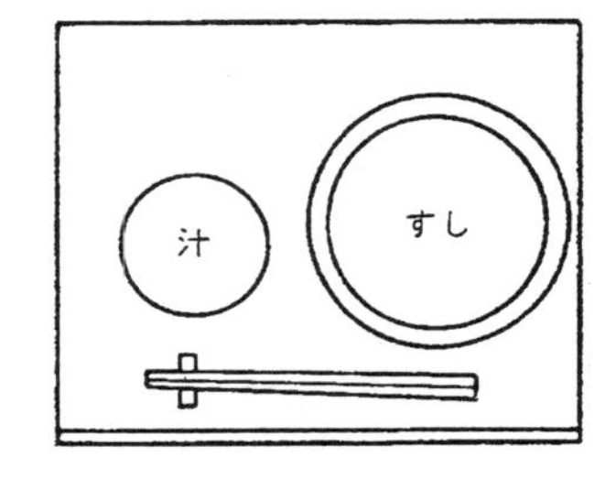

●その他

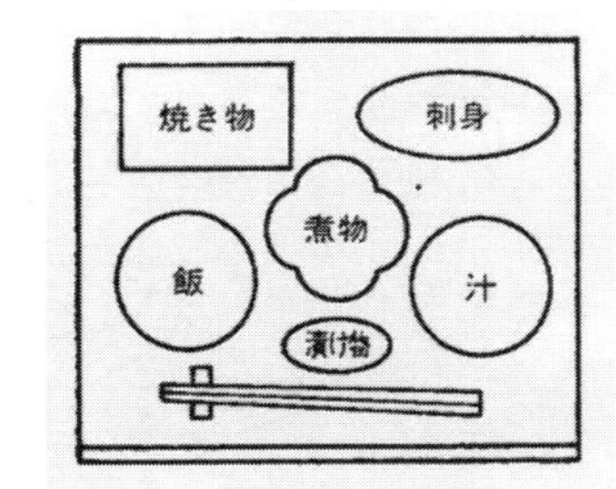

資料4　主な食用動植物の系統樹

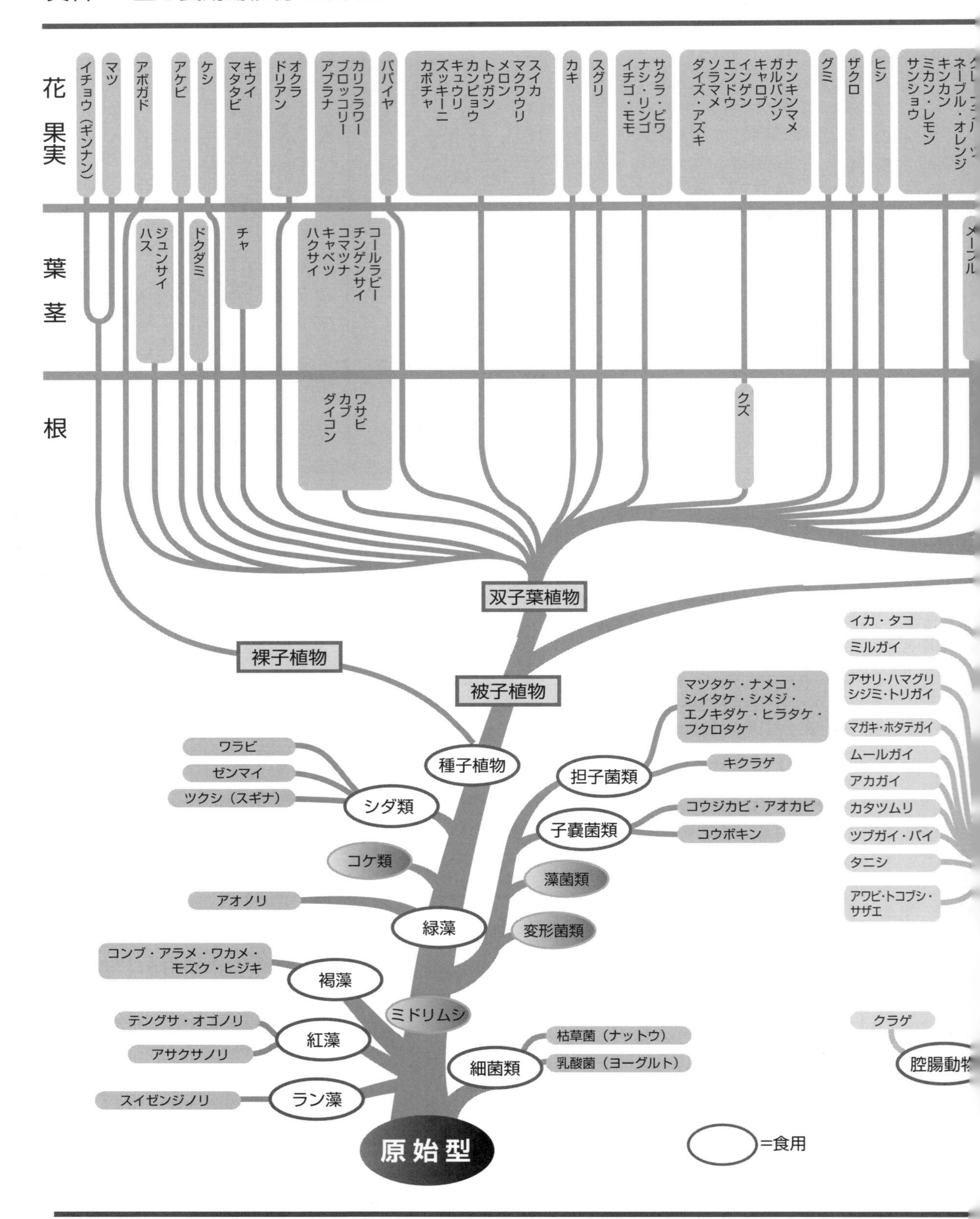

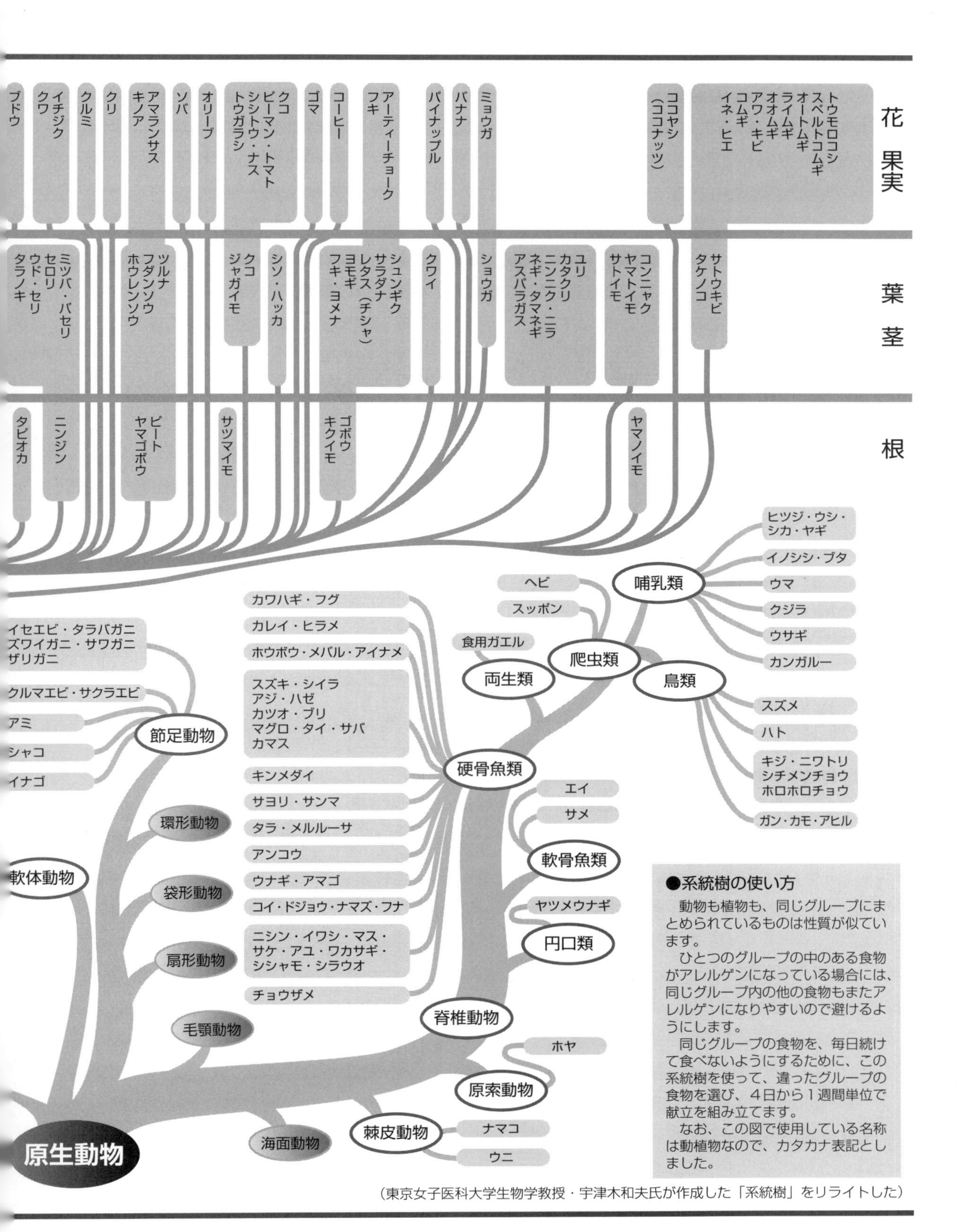

●系統樹の使い方

動物も植物も、同じグループにまとめられているものは性質が似ています。

ひとつのグループの中のある食物がアレルゲンになっている場合には、同じグループ内の他の食物もまたアレルゲンになりやすいので避けるようにします。

同じグループの食物を、毎日続けて食べないようにするために、この系統樹を使って、違ったグループの食物を選び、4日から1週間単位で献立を組み立てます。

なお、この図で使用している名称は動植物なので、カタカナ表記としました。

（東京女子医科大学生物学教授・宇津木和夫氏が作成した「系統樹」をリライトした）

キッズキッチン　受け付け手順

★キッズキッチンの開催日が決まったら

①告知する	日時・場所・対象年齢・応募方法を明確に記載。 応募締め切りは開催日の２週間前がめやす（曜日によって多少変動）
②申し込み受付	FAX・メール等必ず文書でもらう。 （子どもと保護者の氏名・郵便番号・住所・電話番号・年齢・性別・アレルギーの有無）
③抽選	
④当選のご案内	当選者にご案内、開催場所の交通案内、地図等を送付。開催日の10日前には届くように送り、返送の締め切りを開催日の１週間～５日前にする。
⑤参加者名簿作成	
⑥年齢を基準に班分け・スタッフリスト作成	
⑦班分けをもとに名札作成	名札にひらがなで名前、班がわかる色と番号、利き手、アレルギー等の印を書く。
⑧当日受付	名前を確認してレシピ・エプロン・バンダナを渡す。

★終了後

⑨スタッフ活動費・交通費の申請
⑩報告書作成（デモスタッフ）

キッズキッチン荷物の発送
①メニューと参加人数・テーブル数を元にして、必要な器具表を作成。
②スタジオからのレンタル、主催者及び会場にて準備するものを明確にする。
③ダンボール箱に梱包。
　★割れ物はエアパッキンでくるむ、新聞紙を詰めるなどして、動かないように箱詰め。
　★包丁は必ずカバーをつけた状態で入れる。
　★１種類ずつまとめて箱に入れるか袋に入れる。
　★何種類かをまとめて箱に入れた時は、中身が分かるように記載する。
④箱に入れた状態を写真に撮り箱の内側に貼る。その際に写真の上から数量を書き込むと、返送時に詰めなおしやすい。
⑤器具表をもとに数量を確認する。（器具担当者）
⑥返送用の着払い伝票を入れて、返送時は主催者に依頼する。

キッズキッチン　お仕事分担表

★デモンストレーションスタッフの仕事

<事前のお仕事>

①導入表・進行表の作成

<当日のお仕事>

☆午前のデモンストレーションスタッフの仕事

①○○時からミーティングの進行。
子どもの人数、スタッフの紹介、配置、子どもの注意点、デモの注意点等を確認する。
②教室全体の流れを作り、準備等の指示を出す。
③アシスタントと進行の確認。
④デモの準備。
～実習スタート～
⑤デモンストレーション（挨拶・導入・料理説明）
※１回コースの時のみ保護者に見学のお願いをする。（手も口も出さないで見守ってくださいね！）
⑥全体のフォロー
※各テーブルを回り、スタッフに指示を出す。不要な器具などを回収する。
⑦全員が準備できたら、「いただきます！」の挨拶。
～実習終了～
⑧どこか１テーブルが食べ終わったら「ごちそうさま！」の挨拶。
⑨午後の教室の準備をする。
⑪入り口付近で「さようなら」の挨拶。（この時、子どもと親とコミュニケーションをとる）
⑩昼食時に午前の反省会を行い午後の教室に役立てる。

☆午後のデモンストレーションスタッフの仕事

①教室全体の流れを作り、準備等の指示を出す。
②○○時からミーティングの進行。子どもの人数、スタッフの配置、子どもの注意点、デモの注意点等を確認する。
③アシスタントと進行の確認。
④デモの準備。
～実習スタート～
デモンストレーション（挨拶・導入・料理説明）
※１回コースの時のみ保護者に見学のお願いをする。（手も口も出さないで見守ってくださいね！）
⑥全体のフォロー
※各テーブルを回り、スタッフに指示を出す。不要な器具などを回収する。
⑦全員が準備できたら、「いただきます！」の挨拶。
～実習終了～
⑧どこか１テーブルが食べ終わったら「ごちそうさま！」の挨拶。
⑨翌日の教室の準備をする。
⑩入り口付近で「さようなら」の挨拶。（この時、子どもと親とコミュニケーションをとる）
⑪反省会の進行、書記。
⑬次回向けに変更点の確認・連絡を次回スタッフに連絡する。

★アシスタントのお仕事（午前午後共通）

①お茶をわかす。
②食材、調味料の計量の指示出し。
③食材が全てトレイに準備できたら、食材の最終チェックをする。
④デモンストレーションスタッフとデモの進行順序を確認。
⑤お米をとぎ、吸水後スイッチを押す。
　※2つの炊飯器を使うときはコンセントを2カ所に分ける。
〜実習スタート〜
⑥デモスタッフの補助。
⑦デモンストレーションの料理を仕上げる。
⑧洗い物
⑨実習で必要なもの（湯、生鮮食品）を進み具合に合わせてテーブルへ配る。
⑩お茶の準備をする。
⑪検食は料理ごとに50ｇを清潔な容器に入れて冷凍、2週間保存する。
⑫昼食の用意。
⑬コンロの受け皿、周りの掃除。
⑭ゴミ出し。

★テーブルスタッフのお仕事（午前午後共通）

①教室の清掃。
②各テーブルに器具がそろっているか確認。
③受け付けをする。（レシピ、名札等の準備）
④子どもが来たら手洗い後、席へ誘導。待ち時間は子どもとコミュニケーションをとる。
〜デモスタート〜
⑤アシスタントの補助をする。
⑥子どもの様子を見守る
　デモが見やすい位置へ誘導する、言葉かけをするなど。
〜実習スタート〜
⑦実習中、テーブル全体の流れを作る。
〜実習終了〜
⑧次の教室の準備(食材、器具)、洗い物をする。

※最終教室は、最後に床掃除をする。

キッズキッチン　お仕事リスト

デモスタッフ
※教室全体の流れをつくる。
①教室前ミーティングの進行
AMは○○時開始
PMは昼食終了時開始
②調味料計量・食材準備
③アシスタントとの打ち合わせ
④デモンストレーション
⑤子ども作業時は全体のフォロー
⑥いただきますの挨拶
⑦ごちそうさまの挨拶
⑧玄関先で見送り
⑨次クラスの食材・器具・食器準備
⑩教室後反省会進行

テーブルスタッフ
①教室の清掃
②計量・食材・器具最終チェック
③受け付け
④手洗い後席へ誘導
⑤待っている子の相手（早く来た子）
⑥デモ時はアシスタントのサポート
⑦デモ時・実習時は子どものサポート
⑧器具の最終チェック
⑨教室の清掃

アシスタント
≪AM≫
①米を洗って炊飯
（2カ所時はコンセントを分ける）
②お茶をわかす
③調味料計量・食材準備
※食材・調味料の最終チェック
④デモスタッフと打ち合わせ
⑤デモの準備
⑥デモスタッフの補助
⑦料理の仕上げ
⑧洗い物
⑨子どものお茶準備
⑩次クラスの食材準備
※食材・調味料の最終チェック
⑪次クラスの米を洗う
⑫スタッフ昼食準備
≪PM≫
①昼食の洗い物
②デモスタッフと打ち合わせ
③デモ準備
④米を洗って炊飯
⑤デモスタッフの補助
⑥料理の仕上げ
⑦洗い物
⑧子どものお茶準備
⑨洗濯（布巾）
⑩コンロ掃除
⑪反省会の準備
⑫冷蔵庫の食材点検
冷蔵庫の掃除、整理
⑬ゴミ出し

キッズキッチン教室　応募要項

☆キッズキッチン参加者募集☆

キッズキッチンは、料理を通して子どもの五感（視覚・聴覚・嗅覚・味覚・触覚）を発達させ、子ども自らが新しい可能性を発見していく料理教室です。子どもたちが大人の手を借りずに、自分の力でやりとげることを大切にしています。

日　　　時：○○○○年○○月○○日（○）
　　　　　　午前10：00～12：30
会　　　場：○○○○○○○○
　　　　　　住所：　　　　　　　　　　　電話番号：
　　　　　　（ＪＲ○○駅　○○口から徒歩10分）
講　　　師：食育・料理研究家　○○○○氏
メ ニ ュ ー：「ひなまつりのごはんを作ろう！」
　　　　　　（ちらしずし、わけぎのぬた、はまぐりのおつゆ、うぐいすもち）
参　加　費：○○○○円
参加対象：4～10歳までのお子様、「料理をしたい」という気持ちがあるお子様
持　ち　物：お子様のエプロン、三角巾、上履き
募集人数：20名（応募多数の場合は、抽選し後日ご連絡を致します）
そ　の　他：実習は、子ども達だけで行い、保護者の方は“見守る”事に徹して頂きます。
申し込み方法：FAXまたはメールにて受け付けます。
　　　　　　申し込み用紙に必要事項を明記の上、お申込みください。
応募締め切り：○○○○年○○月○○日（○）まで
お問い合わせ：キッズキッチン協会事務局
　　　　　　　　　　電話番号○○-○○○○-○○○○
　　　　　　　　　　FAX○○-○○○○-○○○○

キッズキッチン教室　申し込み用紙

下記、必要事項を明記の上、〇〇月〇〇日までにお申込みください。

お申込み希望イベント名	
イベント開催日	
お子様の氏名	（ふりがな）
お子様の生年月日	
年齢	歳　　ヶ月
性別	男　・　女
身長	cm
利き手	右　・　左
アレルギーの有無	無　・　有 有の場合具体的にご記入ください （　　　　）
保護者氏名	
住所	〒
電話番号	
FAX番号	
メールアドレス	
今回のイベントを何で知りましたか?	

※上記、頂きました個人情報は、今回のキッズキッチン教室運営のため以外の使用はいたしません。

キッズキッチン教室　当選のご案内

様

この度は、キッズキッチン教室にご応募いただきましてありがとうございます。
ご応募いただきました、キッズキッチン東京会場ですが、抽選の結果「ご当選」となりました。
追ってご案内の本書をご郵送いたします。
お手数ですが、参加日は○月○日までにお振込みください。

日　　　時：○○○○年○○月○○日（○）
午前10：00～12：30
（開始10分前にお越し下さい）

会　　　場：○○○○○○○○○
住所：
（ＪＲ○○駅　○○口から徒歩１０分）
電話番号：

会場地図

講　　　師：食育・料理研究家　○○○○氏

メニュー：「ひなまつりのごはんを作ろう！」
（ちらしずし、わけぎのぬた、はまぐりのおつゆ、うぐいすもち）

参　加　費：○○○○円

持　ち　物：お子様のエプロン、三角巾、上履き
☆アレルギーのお子様へは、個別にご相談させて頂きます。
☆当日キャンセルの参加費返却はできません。予めご了承ください。
当日は、気をつけてお越しください。楽しみにお待ちしております♪

お問い合わせ：キッズキッチン協会窓口
当日緊急連絡先：担当○○　電話番号（○○○）－○○○○－○○○○

子ども料理教室参加者名簿

年　月　日(　)　時　～　時　　実施会場:

	班	参加者氏名	ふりがな	身長	利き手	アレルギー	年齢	性別	保護者氏名	当日の保護者	緊急連絡先電話番号	その他・連絡事項
1												
2												
3												
4												
5												
6												
7												
8												
9												
10												
11												
12												
13												
14												
15												
16												
17												
18												
19												
20												

※記入上の注意：参加者のふりがなは、当日の名札制作に使います。身長は個人別踏み台の用意のため、利き手は包丁準備のため、アレルギーの有無及び種類は代替え品の準備のため、年齢は班分けの為の参考にします。緊急連絡先電話番号は、確実に連絡がつく電話番号を記入してもらってください。

全　ページ中　枚目

	キッズキッチン班分け列					
グループ	なまえ（ふりがな）	年齢	身長	性別	利き手	備　考
赤 1	さかもと　はなこ	6	110	女	右	
赤 1	○○○○　○○○○	4	108	男	右	
赤 1	○○○○　○○○○	7	123	男	右	ADHD・手を洗うことにこだわり
赤 1	○○○○　○○○○	6	120	女	右	
赤 1	○○○○　○○○○	4	106	女	左	アレルギー有　卵、完全加熱なら可
緑 2	○○○○　○○○○	3	96	男	右	
緑 2	○○○○　○○○○	7	120	女	右	
緑 2	○○○○　○○○○	4	105	女	右	
緑 2	○○○○　○○○○	6	125	女	右	
緑 2	○○○○　○○○○	5	100	男	左	
黄 3	○○○○　○○○○	5	118	男	右	
黄 3	○○○○　○○○○	8	123	女	右	
黄 3	○○○○　○○○○	3	94	女	右	
黄 3	○○○○　○○○○	4	102	男	右	→ 兄弟
黄 3	○○○○　○○○○	6	110	女	右	↗
青 4	○○○○　○○○○	6	106	女	右	

※兄弟はできるだけ同じテーブルにする。（試食の時に親が同席するため）

※班の年齢は平均にする。

※男女比にかたよりがないようにする。

※同じアレルギーの子は１つのテーブルで対応する。

スタッフリスト

	氏名	ふりがな	担当	連絡先	交通費	支払
例	田中　花子	たなか　はなこ	デモ・全テーブル	090−○○○○○○	JR大阪⇔神戸　￥○○○	デモスタッフ￥○○○
1						
2						
3						
4						

※この表は、保険をかける際にも必要になる。

食材表

【配達日／○月○日（○）○○時必着〕
【配達場所】○○○○会場

資料作成日：○○○○年○月○日
子ども４卓＋デモ＝５卓分

チェック	食材名	１卓分	必要数量	納入数	詳細
	米	４５０ｇ（３カップ）	２２５０ｇ	３ｋｇ	１カップ１５０ｇ
	えび	５尾	２５尾	２５尾	ブラックタイガー
	はまぐり	１０個	５０個	５０個	国産
	きゅうり	１本	５本	５本	
	わけぎ	２００ｇ	１０００ｇ	１０００ｇ	
	三つ葉	５本	２５本	３０本	
	焼きのり（全形）	１／２枚	３枚	５枚	
	卵	２個	１０個	１５個	M寸
	うすあげ	３０ｇ	１５０ｇ	２００ｇ	
	昆布（３×5cm）	１枚	５枚	３０ｇ	国産・利尻昆布
	白ごま	大さじ３（２７ｇ）	１３５ｇ	１５０ｇ	
	酒	大さじ１（１５mL）	７５mL	１００mL	
	塩	小さじ１と１／２（９ｇ）	４５ｇ	１００ｇ	
	酢	大さじ８（１２０ｇ）	６００ｇ	１０００ｇ	
	砂糖	６０ｇ＋１８ｇ＋５４ｇ＝１３２ｇ	６６０ｇ	１０００ｇ	
	しょうゆ	小さじ１／２	１５ｇ	５０mL	
	片栗粉	６０ｇ	３００ｇ	５００ｇ	
	抹茶	小さじ１／４（１ｇ）	５ｇ	１０ｇ	
	きな粉	大さじ１（６ｇ）	３０ｇ	５０ｇ	
	白みそ	６０ｇ	３００ｇ	４００ｇ	
	油	少々		１００mL	サラダ油
	お茶パック（麦茶）		１０袋		
	スタッフお弁当			１０個	

資料14　スタッフの作業①

器具表　〇〇〇〇年〇月〇日（〇）、〇日（〇）　開催分

子ども４（各５名）＋デモ１＝５テーブル分×２日間

資料作成日：〇〇〇〇年〇月〇日

【送付日／〇月〇日（〇）午前

	数量	会場	備考
炊飯器	2	○	１升炊き
踏み台（特大：30cm）	4	○	
踏み台（大：25cm）	10	○	
〃（中：20cm）	10	○	
〃（小：12cm）	10	○	
IH	2	○	
延長コード	2	○	
ガラス鍋（ＩＨ用）	2	○	
片手鍋（小）ふたつき	4	○	ぬた
片手鍋（中）ふたつき	8	○	汁物、餅
フライパン（18cm）ふた	5	○	卵用
フライパン（26cm）ふた			
小鍋（ふた）	5	○	えび用
角トレー（切った物入れ）	25		
包丁入れケース	5		
ガラス皿	5		
計量カップ（１ℓ）			
〃（５００mℓ）	5		
〃（３００mℓ）	5		
〃（２００mℓ）	5		
計量スプーン（大）	3		
計量スプーン（小）	3		
デジタルはかり	2	○	
鍋しき	10		
シリコン鍋つかみ	10		
やかん（大）	2	○	お茶
やかん（小）	4	○	
ガラスボウルセット			
ガラスボウルセット	1		
ガラスボウル　（中）			
キッチンはさみ（右）	9		
キッチンはさみ（左）	3		
ステンレスボウル（中）	1		お米準備用
ザル（中）	1		
まな板	22		
まな板（肉用）			
まな板しき	22		
包丁（大・右）	22		
〃（左）	3		
器具用長トレー（緑）	5		
バット（各種）	20	○	食材入れ

	数量	会場	備考
おたま	5		
あみじゃくし	5		
トング	10		
木ベラ	5	○	
ゴムベラ（小）	5		
しゃもじ（大）	1	○	
〃（小）	8		
スプーン（大）	10	○	
スプーン（小）	5	○	
泡立て器（小）	5		
フライ返し（小）	5		
茶こし	5		
ボール（小）	5		
あくとり	5		
菜箸（１セット２本）	5	○	
バット	5	○	
透明カード	10		２枚１組
ミニトング			
ピーラー	10		
レードル			
飯切り	5	○	
〔子ども食器〕			
大皿			
平皿（中）	21	○	ちらしずし
小鉢	21	○	ぬたあえ
お椀	21	○	お汁
小皿	21	○	もち
湯のみ	21	○	
お箸	21		子ども用
お箸置き	21		
〔保護者試食用食器〕			
紙皿	100		
紙コップ	100		
使い捨て割り箸	100		
盛り付け残り分器	8		

	数量	会場	備考
食器布巾（カウンタークロス）	100		使い捨て赤色
台布巾（カウンタークロス）	50		使い捨て青色
食器洗剤	5	○	
スポンジ	5	○	
ハンドソープ	5	○	
ウェットティシュ	5		
消毒スプレー	5		
救急セット＆ヘアセット	1		
文房具セット	1		
調味料小袋	1		
検食袋、タグ	一式		
調味料プラカップ	100		
ポリ袋（弱い９号）	50		
〃（強い12号）	50		
〃（弱い９号）	50		
ラップ（22cm）	2		
（15ｃｍ）	2		
キッチンペーパー&アルミホイル	各1		
クッキングシート(25cm)			
リードキッチンペーパー	1		
手ふきペーパー	10		
ほこりよけクロス	5		
ガムテープ＆養生テープ	各1		
衛生セット	1		
シュラフ、木綿シーツ	1		子ども休憩用
導入グッズ	1		
返送用伝票	1		箱数＋２

調理台：〇〇cm【踏み台の高さの計算式】調理台の高さ－(子どもの身長÷２＋５cm)＝踏み台の高さ

スタッフサポートの心構え

子ども達にとって、よい体験となるように、以下の事に気をつけてサポートしましょう！

≪基本理念のチェック項目≫

1、本物の体験をする

- □ 食材は本物を準備する
- □ 野菜の下準備は洗っておくだけにする
- □ 子どもにとってよい体験であるか

2、手を出さずに見守る（子どもの体験を奪わないこと！）

- □ 子どもの手や腕は持たず、切っている食材を押さえて補助する
- □ 少ない食材をすべての子どもに体験させる時は、食材のみ移動、又肉等の時は、まな板、包丁ともに移動させます

3、口を出さずに見守る（料理のポイントや間違い、手順、器具の持ち方など、必要な助言はすること！）

- □ 子どもの発言を大切に、たくさんの言葉を引き出す（しかし、デモ中は説明を聞くように促す）
- □ 全員が全ての作業に携われるよう、声かけをする（１人の子が１つの食材を全部切ることのないように）
- □ 小学生などの大きい子どもには「次何したらいい？」と聞き、考える機会を作る
- □ 危ない時は、やさしく名前をよび、一度包丁をお休みさせる
- □ よいところをたくさんほめる
- □ 子どもの目線に合わせて話かける
- □ ネガティブ（汚い、くさい等）な言葉はひかえる

≪実習時の基本事項のチェック項目≫

1、身だしなみ

- □ 動きやすい服（上は白：下は黒っぽいもの）、靴、指定のエプロン、三角巾
- □ マニキュア、指輪、時計、アクセサリーは取る
- □ 爪は切る
- □ 髪の毛はまとめ、三角巾からはみ出さない
- □ 名札は分かりやすい位置に付ける

2、事前準備

- □ 一度自分で試作をし、手順を覚える
- □ 担当の子どもの詳細（利き手、アレルギー等）を確認する
- □ テーブルにスタッフが２人以上の時は、責任者を１人決める

3、子どもの受け入れ

- □ 全ての器具、食材、食器の準備が完了している
- □ 調理台の上にはすぐ使うものだけをおき、その他はサブテーブルにおく
- □ 子どもの身だしなみを整え（髪の毛はまとめる、マニキュアを取る）、手洗いを指導する
- □ 子どもに合った高さの踏み台を準備する（まな板前は手が「くの字」に曲がる高さ）
- □ コンロ、シンク前には高い踏み台を準備する

※踏み台の移動は基本的にはしない。もしもの場合は手が汚れるので、スタッフが移動させる

4、盛り付け＆試食

- □ 食べられる量を、子ども自身で盛り付ける
- □ 嫌いなものは、小さくても１つでもいいので盛り付けるよう、声かけする
- □ 見本を見て、配膳をする
- □ いただきます、ごちそうさまは、全体、又は班でそろってする
- □ 正しい箸使い、食べ方を指導する
- □ 保護者に、子どものよかったところを伝える（テーブルスタッフの責任者）

5、片付け

- □ 食べ終わった食器は、テーブルごとに同じ食器を重ねるように子どもに伝える
- □ 子どもを元気に笑顔で送り出す
- □ スタッフで協力して片付け、洗い物は交代でする

≪子どもとのお約束≫

元気にあいさつ
包丁の使い方（ネコの手、お休みの場所、包丁の使い始めはまな板のお休みの場所からにする）
まな板のまん中（おへそ）と、自分のおへそを合わせて立つ
熱いものにはやけどをするので触らない（やけどをしたときは流水で冷やす）
鍋のフタは誰もいない方にあける
けが、やけどの時はスタッフに知らせる

≪やけど、ケガの対応≫

やけど・・・すぐに流水で冷やす。それでも赤みがある時は「冷却ジェルシート」を小さく切り患部に貼る
水ぶくれの時は、保冷剤で冷やす
（服の上からのひどいやけどは、服の上から水で冷やす）

切り傷・・・水で洗って、血をふき、極薄ばんそこうを貼る

≪衛生面の対応≫

嘔吐
【床の場合】
1、子どもを椅子に座らせる。（寝かせると嘔吐物が詰まる恐れがある）
2、近くにいる子どもを別の場所へ移動させる。
3、処理者はビニール手袋をはめ、ペーパーで嘔吐物を集めて袋にすてる。
嘔吐物がなくなったら、次亜塩素酸消毒（ハイター）し、手袋を含めた全てのものを廃棄する。
近くにあった食べ物も全て廃棄する。（換気を忘れずにすること）
※消毒アルコールはウイルスに効果はない。
4、最後にきれいな手袋で最終塩素消毒をする。
5、廃棄物は移染がないように、別の指定場所に移動させる。

【カーペットの場合】
1、③までは同じ処理方法。
2、嘔吐部分のカーペットにペットシーツを敷き詰める。
そこに熱湯を注ぐ。
3、レジャーシートをかぶせ、さらにバスタオルをかぶせる。
10分位放置しておく。（65℃3分でノロウイルス死滅）
4、使用した物品は破棄する。
5、その他は廃棄

【手洗いの仕方】
1、手のひらを洗う
2、手の甲を洗う
3、指の先を洗う
4、指の間を洗う
5、親指を洗う
6、手首を洗う

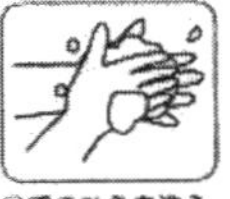
①手のひらを洗う

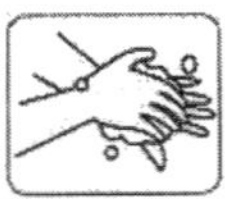
②手の甲を洗う

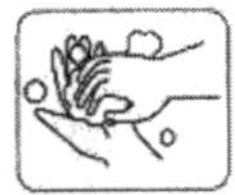
③指の先を洗う

④指の間を洗う

⑤親指を洗う

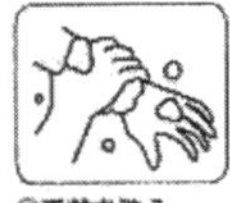
⑥手首を洗う

≪その他の心がけ≫

1、不明な点があれば事前に必ず確認する。インストラクター間のコミュニケーションは重要です。
2、連絡業務はしっかり行う。連絡を受けたら確認する。
3、インストラクター間の協力、技術向上のための意見交換を積極的に行う。
4、守秘義務を守る。
5、自分のスキルアップを心がける。
子ども達は教えをそのまま素直に吸収するので、食についての正しい知識やマナー習得を心がける。

資料16　スタッフの作業③

キッズキッチン教室 「ひなまつりのごはんをつくろう！」　　〇〇〇〇年〇月

★ちらしずし

＜材料＞（5人分）

米　3カップ（450g）　水　480mL

〇酒　大さじ1　塩　小さじ1　昆布（3×5cm）　1枚

△酢　大さじ6　砂糖　大さじ6

白ごま（いり）　大さじ3

えび　5尾　◇酒　大さじ1　塩　小さじ1／4　水　50mL

きゅうり　1本　焼きのり（全形）　1／2枚

卵（M寸）　2個　油　少々

＜作り方＞

①米は洗って分量の水につけて吸水させておく。〇をいれて炊く。

②△の合わせ酢を混ぜ合わせ、炊上がったすしめし全体にまわしかけ、切るように混ぜる。
白ごまを入れてさらに混ぜる。

③鍋にえび、◇をいれてフタをし、えびの色が変わるまで蒸し煮にする。粗熱がとれたら殻をむき、
大きければ切る。

④卵を割りほぐし、フライパンにペーパーで油をしき、卵液を流し込む。
菜箸でよくほぐしながら火をいれ、ぽろぽろに固まるまで炒める。

⑤きゅうりは、ピーラーでうす切りにし、端からお口の大きさに切る。

⑥のりは、はさみで細く切る。

⑦お皿にすしめしを盛り付け、のり、卵、きゅうり、えびをのせてできあがり！

★わけぎのぬた

＜材料＞（5人分）

わけぎ　200g　水　50mL　うすあげ　1/2枚（30g）

◎白みそ　50g　酢　大さじ2　砂糖　大さじ2

＜作り方＞

①わけぎは根を切り落とし3cm長さに切り、葉と軸に分ける。

②鍋に軸と水を入れて炒り煮にする。しんなりとしたら葉を入れて炒り煮にする。

③うすあげは端から細長く切り、フライパンで炒る。

④◎を混ぜ合わせ、②にうすあげと一緒にいれて和える。器に盛り付けてできあがり！

★貝のおすまし

＜材料＞（5人分）

はまぐり　10個　　三つ葉　5本
水　700mL　昆布（3×5cm）　1枚　□しょうゆ　小さじ1/2　塩　小さじ1/4

＜作り方＞

①水に昆布をつけておく。昆布が大きくなったらはまぐりを入れて火にかける。

　アクがでてきたらとる。はまぐりの口があいたら火をとめる。

②三つ葉は、1～2cm幅の大きさに切る。

③汁に□で味付けし、お椀に注ぎ、三つ葉をちらす。

　※はまぐりには、塩分があるので、塩加減は味見をしながら決めてね。

★うぐいすもち

＜材料＞（5人分）

片栗粉　60g　砂糖　60g　抹茶　小さじ1／4
水　200mL　きなこ　30g

＜作り方＞

①砂糖と抹茶は袋の中でよくふり、あわせておく。

②鍋に片栗粉、①、水を入れて、ヘラでよく混ぜる。

　片栗粉が溶けたら、火をつけ、ゆっくり混ぜながらとろみをつける。

③全体がもちのようになったら、火をとめる。

④きなこを広げたバットへ取り出し、食べやすい大きさに切ってできあがり！

○○○○年○月○日

キッズキッチン導入指導計画書

テーマ　ひなまつりのごはんをつくろう

ねらい　ひなまつりを知る

時間	学習内容	指導上の留意点
	1月1日は何の日かな？　　お正月ですね。	
	5月5日は何の日かな？　　こどもの日ですね。	
	7月7日は何の日かな？　　七夕ですね。	
	では、3月3日は何の日でしょう？	
	そうです、ひな祭りですよね。	
	ひな祭りは、女の子のお節句と言われています。	・ひな人形をみせる
	ひな祭りには、おひな様を飾ります。3歳までよく育ったね、という	（2種類：流しびな、ひな人形）
	お祝いの意味が込められています。	
	【桃の花】	
	このお花は何か知っているかな？	・桃の花をみせる
	ひな祭りには桃の花を飾ります。桃の花は、悪いことがおこらない	
	ようにする魔よけの花なんだそうです。春の早い時期に咲き、	
	たくさんの実をつけるので縁起のいい花だと言われています。	
	【菱餅】	
	これは何かな？	・菱の実、菱餅をみせる
	菱餅といって、ひな祭りにお供えをします。	（色の意味を説明する）
	菱という植物の実はするどい角を持った四角形をしています。	
	その菱の実の形に切った紅、白、緑の3色のお餅を重ねて飾ります。	
	【はまぐり】	
	さて、ひな祭りには決まって食べるものがあるよ。	・はまぐりをみせる
	これです！　そうです、はまぐりです。	
	栗のような形をしていて、海にあるので「はまぐり」という名前になりました。	
	はまぐりの殻は2つ重なっていますが、他の殻とは合いません。	
	いつも仲良しで一緒にいようね、ということでおめでたいときに使われたそうです。	
	貝合わせをしても楽しいね。	はまぐりの貝合わせ
	今日はこのはまぐりのおつゆ、ちらしずし、わけぎのぬた、おやつにおもちを作りましょう！	

【準備するもの】

・桃の花　　・ひな人形

・菱餅　　・流しびな

・菱の実　　・貝合わせの貝

○○○○年○月○日

キッズキッチン導入指導計画書

テーマ ________________________________

ねらい

時間	学習内容	指導上の留意点

【準備するもの】

キッズキッチン教室　「ひなまつりのごはんをつくろう！」　　○○○○年○月

献立名	ちらしずし	わけぎのぬた	はまぐりのおつゆ	うぐいすもち	その他
材料 （1班分）	米　3カップ 水　480mL ○酒　大さじ1 塩　小さじ1 昆布（3×5cm）　1枚 △酢　大さじ6 砂糖　大さじ6 白ごま（いり）　大さじ3 えび　5尾 ◇酒　大さじ1 塩　小さじ1／4 水　50mL	わけぎ　200g 水　50mL うすあげ　30g ◎白みそ　60g 砂糖　大さじ2 酢　大さじ2 きゅうり　1本 焼きのり（全形）1/2枚 卵（M寸）　2個 油　少々	はまぐり　10こ 三つ葉　5本 水　700mL 昆布（3×5cm）　1枚 □しょうゆ　小さじ1/2 塩　小さじ1/4	片栗粉　60g 砂糖　60g 抹茶　小さじ1／4 水　200mL きなこ　30g	【ひなまつり導入】 ひな人形 流しびな 貝合わせの貝 ひなあられ ひしもち 桃の花 いろ紙（5色）
事前準備	※子どもの米は浸水しておく ※デモのすしめしは炊いておく		※おつゆの水は鍋に入れておく		
デモ	【おつゆ】昆布を水につける（子どもも一緒に） 【ちらしずし】米に○を入れて炊く（子ども※早炊き）→△の合わせ酢を合わせる ＜導入＞ひなまつりの話 ※はまぐりの話の時に、はまぐりを鍋にいれる（子どもも一緒に） 【おつゆ】はまぐりを火にかける→途中アクをとる※開くタイミングを子どもに見せる →貝を取り出す→味付け→三つ葉を切る→貝を盛り付ける→椀に盛り付ける→三つ葉を入れる 【ぬた】わけぎを切る→炒り煮にする→うすあげを切る→焼く→酢みそをまぜる→全てを和える 【ちらしずし】えびを◇で茹でる→卵を割る→（油をしいて）焼く→きゅうりを切る→のりを切る →ごはんに合わせ酢を混ぜる→白ごまをまぜる→お皿にすし飯を盛り付ける→えび、たまご、きゅうりをのせる 【うぐいすもち】材料をすべて鍋に入れ、火にかける→もちになってきたら火をとめる→盛り付ける（きなこかける）				
子ども料理	⑦きゅうりを切る ⑧えびを蒸す ⑨たまごをとく ⑩たまごを焼く ⑪すし酢を合わせる 【盛り付ける】	③わけぎをきる ④うすあげを切る ⑤わけぎを煮る ⑥うすあげを焼く ⑫酢みそ◎をまぜる ⑬あえる 【盛り付ける】	①はまぐりを入れて点火 ②三つ葉を切る ※貝がひらいたら火をとめる ⑭味付けをする 【盛り付ける】	⑮砂糖と抹茶をまぜる ⑯材料をすべて鍋に入れ火にかける ⑰もちのようになったら火をけす 【盛り付ける（きなこ）】	
＜使用器具＞ 包丁・まな板 まな板滑り止め →人数分 鍋敷き　3 卓上ゴミ箱　2 菜箸　2 切った物入れ皿5 鍋つかみ（シリコン）2	（炊飯器） はん切り　1 小鍋（フタ）（えび用）1 卵割り器　1 フライパン（小）　1 計量カップ（500mL：卵混ぜ用）1 計量カップ（300mL：酢用）1 ピーラー　2 しゃもじ（小）人数分	片手鍋（ふた）　各1 フライ返し（小）　1 泡だて器（小）　1 スプーン（小）　1 ゴムベラ　1	片手鍋　1 ボウル（小）　1 あくとり　1 （トング） バット　1（貝のせ用） スプーン（小）　2 味見皿　5	片手鍋1 木べら　1 スプーン（大）　2 計量カップ（200mL）1 バット（きなこ用）　1 カード　2	【食器】 楕円皿（すし） 小鉢（ぬたあえ） お椀（おつゆ） 箸置き 箸 湯のみ

子どもの動き・調理進行表（イベント・教室）

キッズキッチン教室 「テーマ　　　　　　　　　　　　　　　　」　　　　○○○○年○月○日

献立名					その他
材料 （1班分）					【導入準備物】
デモ					
子ども料理	【盛り付ける】	【盛り付ける】	【盛り付ける】	【盛り付ける】	
<使用器具> 包丁・まな板 まな板滑り止め →人数分 鍋敷き 3 卓上ゴミ箱 2 菜箸 2 切った物入れ皿5 鍋つかみ（シリコン）2					【食器】

■五感をテーマとしたワークショップ「サイエンスキッチン」「テーマ：どんな味が好きかな？」

対象年齢:3歳以上

・サイエンスキッチンとは？

食品を一つの素材として、物理的・科学的な原理を調理するプロセスの中で学ぶ。

調理を科学的にとらえ、その特徴を生かした料理を作る。

食体験の不足を科学的なアプローチで理解させるプログラムで体験不足を補うことができる。

体験という基礎があれば、どんな知識も活用し、理解することができる。

・ねらい「テーマ例：どんな味が好きかな？」

五感の一つの味覚を知る。

暮らしの中の味を学ぶ。

舌で味わって味をあてるクイズで味覚を知る。

味を構成する四原味を知って表現する事で味覚の世界を感じること。

この味が塩味、この味が甘味、この味が酸味と、基本の味を知る。

・実験実施上の注意

味見をするのは水と同条件（無味無臭）である必要があるので、

匂いも味もない水、食塩、上白糖、クエン酸を使うこととする。

苦味についてはキニーネなど薬品を使うことになるので、

安全上の理由から一番初めの素材としては扱わない。

実際の食材（苦瓜など）で味わうこととする。

・実験レシピ「きゅうりあえ」

＜材料＞（４人分）

きゅうり　2本

しょうゆ　小さじ1

ごま油　小さじ1／2

＜作り方＞

①きゅうりはピーラーでうす切りにし、ハサミで一口大の大きさに切る。

②①をボウルに入れ、しょうゆ、ごま油で味付けをする。

③器に盛り付けて、できあがり！

■五感をテーマとしたワークショップ「サイエンスキッチン」「テーマ：どんな味が好きかな？」

○○○○年○月○日（○）　実施

	子どもの動き	ワークショップの準備	スタッフの準備
	■受付	各テーブル ◎コップ４つ×人数分 ・砂糖の水溶液 (3%wt.) ・塩の水溶液 (1%wt.) ・クエン酸の水溶液 (0.5%wt.) ・水 ◎お口ゆすぎの水　（１人１つ）	手拭きペーパー・台拭き準備 味比べのコップをそれぞれ 各テーブルに置く
15分前	■入場 ・エプロンをつける ・手洗い ・着席		
0	■挨拶 ■導入 ・調理の前のお約束	師範代テーブル ◎コップ４つ ◎上白糖、食塩、クエン酸、水 ◎お口ゆすぎの水	
10	■実習 ・きゅうりあえ	味当てクイズ ・甘味：砂糖（てんさい糖）、はちみつ ・塩味：天然塩、味噌 ・酸味：レモン、酢 ・苦み：苦瓜、お茶 **→つまようじ（先をきっておく）を準備して** いろいろなものを実際に口に入れて **何かを当てるクイズ**	【食材】きゅうり 【調味料】しょうゆ、ごま油 【器具】はさみ、ピーラー ボウル（中）、菜箸、まな板 まな板敷き
20	・味当てクイズ		※味当てクイズの準備
30	■配膳 （きゅうりあえ　茶）	ホワイトボード ◎味を感じる舌の仕組み ◎味の４原味	【食器】小鉢、箸、湯呑（お茶）
40	■試食 いただきます・ごちそうさまは全員	お盆 小皿 ゆのみ 箸	
50	■片づけ （洗い桶、洗剤入れ他）		食器片付けの声掛け 器具・食器洗浄
60	エプロンをはずす（忘れ物注意） 資料・パンフレットを渡す ■退室		

【主催】キッズキッチンイベント報告書

提出日：

記録者：

イベント名	
実施日時 回数	
会場	
参加人数	名（　　　歳～　　　歳）
スタッフ	講師： アシスタント： サブアシスタント： スタッフ：
実習 メニュー	
実施内容	
教室の 改善箇所	
子どもの状況 発言	
今後の要望 意見	
感想	

食育カルテ（教室）

「食育カルテ」を作り、子ども達のことをより深く理解し、キッズキッチンを進めて参りたいと思いますので、ご協力をお願い致します。

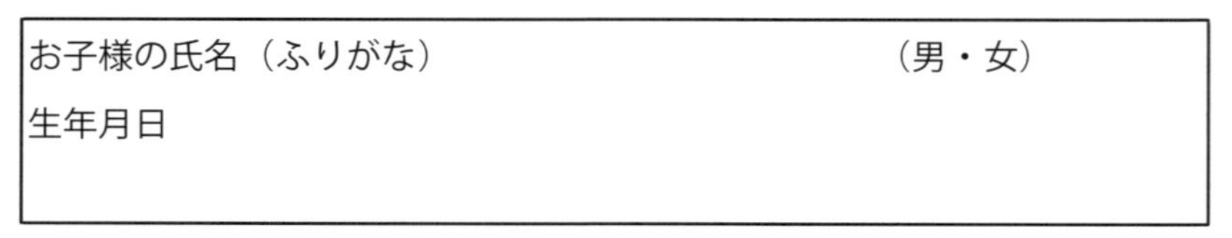
お子様の氏名（ふりがな）　（男・女）
生年月日

①お子様の苦手な食べ物はなんですか？（あるだけ書いてください）

②食に関する事項でなにか気になることはありますか？
（例：箸がうまく使えない、食が細い、魚が好き・・・など）

③お子様の性格についての留意点があれば、教えてください。

食育カルテ(スタッフ記入・教室保管用)

○○○○年度　なまえ　(　)才　（男・女）

4月 ＿＿＿＿ (ねこの手○・△・×)　(包丁のお休み○・△・×)
5月 ＿＿＿＿ (ねこの手○・△・×)　(包丁のお休み○・△・×)
6月 ＿＿＿＿ (ねこの手○・△・×)　(包丁のお休み○・△・×)
7月 ＿＿＿＿ (ねこの手○・△・×)　(包丁のお休み○・△・×)
8月 ＿＿＿＿ (ねこの手○・△・×)　(包丁のお休み○・△・×)
9月 ＿＿＿＿ (ねこの手○・△・×)　(包丁のお休み○・△・×)
10月 ＿＿＿＿ (ねこの手○・△・×)　(包丁のお休み○・△・×)
11月 ＿＿＿＿ (ねこの手○・△・×)　(包丁のお休み○・△・×)
12月 ＿＿＿＿ (ねこの手○・△・×)　(包丁のお休み○・△・×)
1月 ＿＿＿＿ (ねこの手○・△・×)　(包丁のお休み○・△・×)
2月 ＿＿＿＿ (ねこの手○・△・×)　(包丁のお休み○・△・×)
3月 (ねこの手○・△・×)　(包丁のお休み○・△・×)

アンケート用紙　（イベント）

〇〇〇〇年〇月〇日（〇）

本日はキッズキッチン教室にご参加頂きまして、誠に有難うございました。

恐れ入りますが、下記のアンケートにお答えいただきますよう宜しくお願い申し上げます。

■参加のお子様の年齢・性別をお聞かせ下さい。

男　・　女　　（　　　　歳）

■キッズキッチンの子ども料理教室へのご参加は何回目ですか？

1.はじめて　　2.（　　　）回目

■今回の講座内容にご満足していただけましたか？

1.とても満足した　　2.満足した　　3.普通　　4.不満

■キッズキッチンを何で知りましたか？

1.マスコミ（新聞、雑誌、ラジオ等）　　2.キッズキッチン協会ＨＰから　　3.チラシ

4.知人から聞いた　　5.その他（　　　　　　　）

■キッズキッチンへのご希望やご要望がありましたらご記入下さい。

■今後、キッズキッチンに関するご案内を差し上げたり、ご意見をお伺いしても宜しいでしょうか

宜しければお名前とメールアドレスをご記入ください。

ご協力ありがとうございました

お名前：　　　　メールアドレス：

●必読文献一覧

書名	著者・編者	出版社・年
日本食生活史年表	東西秋男	楽游書房・1983年
たべもの起源事典	岡田哲　編	東京堂出版・2003年
世界たべもの起源事典	岡田哲　編	東京堂出版・2005年
図説　江戸時代食生活事典	日本風俗史学会　編	雄山閣出版・1996年
明治屋酒類辞典	明治屋本社	明治屋・1987年
日本食材百科事典	講談社　編	講談社＋α文庫・1999年
魚の目利き食通事典	講談社　編	講談社＋α文庫・2002年
牧野日本植物図鑑	牧野富太郎	北隆館・1967年
食用植物図説	女子栄養大学出版部　編	女子栄養大学出版部・1952年
食べ物じてん～食品中の生理活用成分を知る～	芳本信子	学建書院・2001年
調理用語辞典	全国調理師養成施設協会	調理栄養教育公社・1986年
日本年中行事事典（角川小事典16）	鈴木棠三	角川書店・1977年
東南アジア市場図鑑「植物編」	吉田よし子・菊池裕子	弘文堂・2001年
A Dictionary of JAPANESE FOOD	Richard Hosking Richard C. Parker	Tuttle Publishing・1972年

●参考文献一覧

書名	著者・編者	出版社・年
おいしい花	吉田よし子	八坂書房・1997年
植物の行事～その由来を推理する～	湯浅浩史	朝日選書・1993年
日本その日その日	E・S・モース	創元社・1993年
熱帯の野菜	吉田よし子	楽游書房・1983年
熱帯の果物	吉田よし子	楽游書房・1978年
祝いの食文化	松下幸子	東京美術・1991年
斉民要術～現存する最古の料理書～	田中 静一ら	雄山閣出版・1997年
日本奥地紀行	イザベラ・バード	平凡社・1973年
歴史読本臨時増刊「日本の行事百科」		新人物往来社・1975年
食道楽　秋の巻	村井弦斎	新人物往来社・1903年
食道楽	村井米子、村井弦斎	新人物往来社・1976年
食医　石塚左玄の食べもの健康法	石塚左玄	農文協・1982年
ちがいのわかる食品小事典	川口啓明	大月書店・2005年
別冊主婦と生活「お母さんが作るアレルギーっ子の料理」	横田和子　監修	主婦と生活社・1990年
主役の道具たち　図説台所道具の歴史	山口昌伴ら	柴田書店　1978年
食育菜園ーエディブル・スクールヤードー	センター・フォー・エコリテラシー	家の光協会・2006年
子どもの食事～何を食べるか、どう食べるか～	根岸宏邦	中央公論新社・2000年
博物館を見せる	キャスリーン・マックリーン	玉川大学出版部・2003年
坂本廣子のジュニアクッキング	坂本廣子	偕成社・1998年
台所育児　一歳からの包丁を	坂本廣子	農文協・1990年
料理をおいしくする仕掛け	奥村彪夫	農文協・2006年
正月はなぜめでたいか	岩井宏貫	大月書店・1985年
What's to Eat?	The United States Department of Agriculture Year Book・1979年	
Boston Cooking School Cook book	Dover Publications・1996年	

キッズキッチン協会からみなさんへ

キッズキッチン協会は、「キッズキッチン」という子どもたちの料理体験プログラムを広げようと、2005年9月に、全国的な組織として設立されました。

2005年7月に食育基本法が施行され、2006年3月には食育推進基本計画が策定されました。基本計画は、「朝食を食べない国民の割合の減少」「食品の安全性に関する基礎的な知識を持っている国民の割合の増加」などの目標を掲げ、食育を国民運動としてすすめることを定めています。こうした中で、教育の場だけでなく、民間でもさまざまな食育への取り組みが始められています。

この食育のひとつのあり方として、キッズキッチン協会が注目したのは、「料理」を通して“五感（視覚、聴覚、嗅覚、味覚、触覚）”を実践的に働かせるという体験が、将来ある子どもたちに及ぼす可能性でした。こうした体験の中で育まれた自信や達成感は、子どもたちの豊かな人間形成において必ずや大きな役割を果たしうる、ひいては日本の豊かな未来につながると考えたのです。

キッズキッチンは、料理を通して物事の段取りの基礎やマナーを学ぶとともに、生き生きとした体感、体験の場をつくりだします。また、各地域の多様な生産物や季節の食材を活用することによって伝統食を学び、日本のかけがえのない食文化を次世代につなげていく役割を果たします。

子どもに料理を教えるということは、料理や栄養の知識だけではなく、子どもと指導者とのコミュニケーション能力も問われてきます。また、子どもたちにすべての段階をゆだね、いっさい手を出さずに見守っていくことには、大人にとって大変な忍耐力が求められます。

本書では、このキッズキッチンの実践的なノウハウを網羅しています。みなさまには、ここで得られた知識を知識にとどめるだけではなく、家庭や地域、学校や幼稚園・保育園でしっかりと実践に移されることを期待してやみません。

（キッズキッチン協会事務局長　酒井三千代記）

著者
坂本廣子（さかもと・ひろこ）
食育・料理研究家。キッズキッチン協会会長、相愛大学客員教授、農林水産技術会議委員、近畿米粉食品普及推進協議会会長など、公職多数歴任。同志社大学英文科卒。美作大学大学院修了。学術博士。サカモトキッチンスタジオをベースに「台所は社会の縮図」と、生活者の立場からの料理作りをめざした。40年以上、家庭においては「台所育児」、保育・教育においては「五感で学ぶ体感食育」を実践した。NHK「ひとりでできるもん！」を監修、幼児期からの食育の基礎をつくる。『台所育児』、料理絵本『ひとりでクッキング』全10巻、『国産米粉でクッキング』、『坂本廣子の親子でキッチン』、『いつまでもおいしく夢レシピ』など、著書多数。2018年、逝去。

執筆協力・新版監修
坂本佳奈（さかもと・かな）
食育・食文化・料理研究家。キッズキッチン協会副会長、近畿米粉食品普及推進協議会副会長、テンペ研究会理事、高島市食育推進協議会委員など。大阪市立大学生活科学部大学院　食・健康コース前期博士課程修了。学術修士。坂本廣子の長女として生まれ、家庭においての台所育児で育つ。食育と食文化の伝承をテーマに教室や講演活動を行う。坂本廣子との共著多数。

企画
キッズキッチン協会
〒100-0006　東京都千代田区有楽町1-1-3東京宝塚ビル　株式会社NKB内
https://www.kids-kitchen.jp/
e-mail:info@kids-kitchen.jp

スタッフ
写真撮影：豆塚猛、眞弓準、黒木康之、立枹誠代
イラスト：坂本佳奈
装　　幀：鷺草デザイン事務所
資　　料：サカモトキッチンスタジオ、キッズキッチン協会

協力
睦美幼稚園、キッズプラザ大阪、株式会社朝日新聞社、箸匠せいわ、東京電力ホールディングス株式会社、フジッコ株式会社、パナソニック株式会社、下村企販株式会社、大東製陶株式会社、三井物産戦略研究所、株式会社日本SPセンター、株式会社サンクラフト

Web
サカモトキッチンスタジオ http://skskobe.com
睦美幼稚園 http://mutumi-kindergarten.jp
キッズプラザ大阪 https://www.kidsplaza.or.jp
株式会社サンクラフト http://www.suncraft.co.jp
食育ネット https://shokuiku.net

［新版］五感で学ぶ食育ガイド　**キッズキッチン**
2019年6月30日　初　版発行

著　者　©坂本廣子
発行者　竹村正治
発行所　株式会社　かもがわ出版
〒602-8119　京都市上京区堀川通出水西入ル
TEL 075（432）2868　FAX 075（432）2869
http://www.kamogawa.co.jp
製　作　新日本プロセス株式会社
印刷所　シナノ書籍印刷株式会社
ISBN978-4-7803-1037-5 C0077 ¥1700